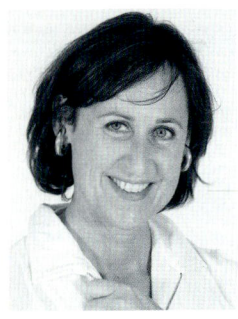

Karin Albrecht

Grundausbildung in klassischem und modernem Tanz, Körpertherapie und klassischer Massage. Weiterbildungen in Hypnosetherapie, Ernährungs-, Stoffwechsel- und Trainingslehre.

Karin Albrecht entwickelte eine Stretching-Methode, die intensives Dehnen, hohe Konzentration, Körperbewusstsein und Entspannung vermittelt. Seit über 23 Jahren unterrichtet sie Stretching, Körperhaltung, Sensomotorik und Entspannungsverfahren.

Sie leitet die „star – school for training and recreation", eine der wichtigsten und größten Schweizer Ausbildungseinrichtungen für Aerobic-, Fitness- und Stretching-Trainer, und sie ist dort selbst als Ausbilderin tätig und für Kursinhalte und Schulung des Ausbildungsteams verantwortlich: www.star-education.ch .

Als Referentin konnte sich Karin Albrecht im ganzen deutschsprachigen Raum einen hervorragenden Namen machen. Die Autorin hat bereits mehrere erfolgreiche Fachbücher veröffentlicht; unter anderem „Körperhaltung" und zusammen mit Stephan Meyer „Stretching und Beweglichkeit – Das neue Expertenhandbuch", beide anerkannte Lehrmittel im deutschsprachigen Raum.

Funktionelles Training mit dem großen Ball

Karin Albrecht

295 Abbildungen
1 Tabelle

Karl F. Haug Verlag · Stuttgart

Bibliografische Information der Deutschen
Nationalbibliothek

Die Deutsche Nationalbibliothek verzeichnet diese
Publikation in der Deutschen Nationalbibliografie;
detaillierte bibliografische Daten sind im Internet
über http://dnb.d-nb.de abrufbar.

Anschrift der Autorin:

Karin Albrecht
star – school for training and recreation
Seefeldstraße 307
8008 Zürich, Schweiz
E-Mail: karin.albrecht@star-education.ch

Wichtiger Hinweis: Wie jede Wissenschaft ist die Medizin
ständigen Entwicklungen unterworfen. Forschung und klinische Erfahrung erweitern unsere Erkenntnisse, insbeson-
dere was Behandlung und medikamentöse Therapie anbe-
langt. Soweit in diesem Werk eine Dosierung oder eine Applikation erwähnt wird, darf der Leser zwar darauf
vertrauen, dass Autoren, Herausgeber und Verlag große
Sorgfalt darauf verwandt haben, dass diese Angabe **dem
Wissensstand bei Fertigstellung des Werkes** entspricht.
Für Angaben über Dosierungsanweisungen und Applika-
tionsformen kann vom Verlag jedoch keine Gewähr übernommen werden. **Jeder Benutzer ist angehalten,** durch
sorgfältige Prüfung der Beipackzettel der verwendeten
Präparate und gegebenenfalls nach Konsultation eines Spe-
zialisten festzustellen, ob die dort gegebene Empfehlung
für Dosierungen oder die Beachtung von Kontraindikatio-
nen gegenüber der Angabe in diesem Buch abweicht. Eine
solche Prüfung ist besonders wichtig bei selten verwendeten Präparaten oder solchen, die neu auf den Markt gebracht worden sind. **Jede Dosierung oder Applikation erfolgt auf eigene Gefahr des Benutzers.** Autoren und Verlag
appellieren an jeden Benutzer, ihm etwa auffallende
Ungenauigkeiten dem Verlag mitzuteilen.

© 2006 Karl F. Haug Verlag in
MVS Medizinverlage Stuttgart GmbH & Co. KG
Oswald-Hesse-Str. 50, 70469 Stuttgart

Unsere Homepage: www.haug-verlag.de

Printed in Germany

Fotos: Daniel Käsermann, Worben, Schweiz
Abb. 1.1, 1.19, 1.29 u. 1.30 a, b: Albrecht K: Körperhaltung.
   Gesunder Rücken durch richtiges Training.
   2. Aufl. Stuttgart: Haug; 2006.
Abb. 1.2: Albrecht K, Meyer S: Stretching und Beweglich-
   keit. Das neue Expertenhandbuch. Stuttgart: Haug; 2005.
Abb. 1.5–1.7: Mit freundlicher Genehmigung der Firma
   TOGU – Gebr. Obermaier oHG, Prien/Bachham.
Umschlaggestaltung: Thieme Verlagsgruppe
Satz: OADF, Holzgerlingen
Druck: Grafisches Centrum Cuno, Calbe

ISBN 3-8304-7248-X
ISBN 978-3-8304-7248-3   1 2 3 4 5 6

Für Toni Obermaier

Kreativ und innovativ – das sind Toni Obermaier und die von ihm entwickelten TOGU-Trainingsgeräte. In den letzten 50 Jahren entwarf er Bälle jeglicher Größe und Art, labile und mit Luft gefüllte Trainings-Tools (z. B. Aero Step XL) sowie unterschiedliche therapeutische Hilfsmittel, die alle in bester Qualität im eigenen Haus hergestellt wurden.

Mit seinen Entwicklungen und Erfahrungen wird die Arbeit in Bewegung und Therapie wertvoller und nachhaltiger. Danke, Toni.

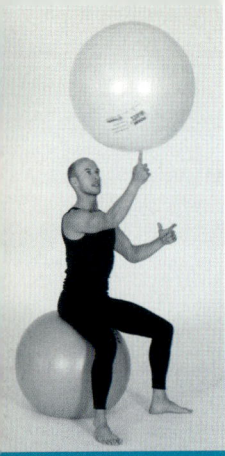

INHALT

EINLEITUNG

ABS-Ball, Swiss-Ball, Foam-Ball, Gym-Ball, Fitness-Ball, Physio-Ball, B.B.Ball und mehr – teilweise heißen sie einfach anders, teilweise haben sie andere Eigenschaften. Schon die große Auswahl weist darauf hin, dass der Ball ein ausgezeichnetes Trainingsgerät ist.

Nachhaltig etabliert hat den Ball die Physiotherapeutin Susanne Klein-Vogelbach. Noch heute können wir, auch im Training, von ihren stimmigen und wertvollen Grundlagen und Übungen lernen und darauf aufbauen.

Was heute in ein zeitgemäßes und funktionelles Training bewusst einbezogen werden muss, ist die stabilisierende Muskulatur. Das Training mit dem ABS-Ball fordert bereits viel Gleichgewichts- und Stabilisationskompetenz und eignet sich ausgezeichnet, um die lokalen Stabilisatoren anzusteuern und diese anschließend zusammen mit den globalen Stabilisatoren in das Training zu integrieren.

Alle Trainingsreize, die stabilisierenden wie die zur Kräftigung, müssen haltungsbezogen sein.

Funktionelles Training kann nur über funktionelle Bewegungen erreicht werden. Dieser Ansatz ist einerseits gesundheitsorientiert, andererseits ist es ein ästhetischer Ansatz. Funktionelle Bewegung, aufrechte Haltung sind gesund und schön.

In diesem Buch werden eine große Auswahl an Grundübungen vorgestellt. Im Aufbau wird immer als Erstes die stabilisierende Ansteuerung instruiert, dann die Grundbewegung, die anschließend erweitert werden kann. Die Grundübung kann durch komplexere Bewegungen oder durch Einbezug von Zusatzgeräten, wie z.B. Gewicht oder Kabelzug, erweitert werden. Da gibt es unendlich viel Raum für Ihre persönliche Kreativität und Erfahrung.

Im Weiteren werden zu allen Übungsbereichen mögliche Übungsabfolgen gezeigt. Auch da ist der kreative Raum unendlich.

Der große Ball ist wie jede labile Unterlage ein intelligentes Trainingsgerät, das spielerisch Sensomotorik, Koordination, Stabilisation und Kraft trainiert. Holen Sie den Ball zurück in den Trainingsraum, und die Resultate werden für sich sprechen. Viel Spaß.

Zürich, im April 2006   Karin Albrecht

1
GRUNDLAGEN

1.1 Der große Ball und der Aero Step XL

1.1.1 Großer Ball

Der Vorteil des großen Balls ist seine Vielseitigkeit; man kann stehend, sitzend, liegend oder kniend fast sämtliche bekannten Übungen auf ihm ausführen. Er eignet sich auch für alle Altersklassen, ob Kinder Geschicklichkeitsübungen damit machen, Sportler und Leistungssportler darauf funktionell trainieren, ob er im Alltag als Sitzalternative genutzt wird, Seniorinnen und Senioren im Studio oder zu Hause ihr Gleichgewicht und die Stabilität verbessern, jeder kann auf seine Art individuellen Nutzen aus dem Training mit dem großen Ball ziehen.

1.1.2 Aero Step XL

Für gewisse Übungen im Stehen ist der große Ball wegen der Fußposition nicht optimal geeignet. Stehende Übungen sind aber unbedingt empfehlenswert! Für diese Übungen verwende ich den Aero Step XL, der speziell für sensomotorisches und propriozeptives Training entwickelt wurde.

Die Physiotherapie hat mit dem Aero Step ausgezeichnete Erfahrungen gemacht, und der Hersteller TOGU hat diese Erfahrungen laufend umgesetzt; der Aero Step wurde vergrößert, das Material weiterentwickelt und angepasst, um den umfassenden, unterschiedlichen Trainingsanforderungen gerecht zu werden.

Vertiefendes Wissen und eine umfassende Übungssammlung zum Thema Körperhaltung und Training mit dem Aero Step XL finden Sie in meinem Buch *Körperhaltung* (s. Literaturverzeichnis) (Abb. **1.1**).

Mit dem ABS-Ball können in jedem Training, mit jedem Teilnehmer jeder Altersgruppe einfach und teilnehmergerecht wertvolle sensomotorische Reize gesetzt und unzählige positive Veränderungen erreicht werden.

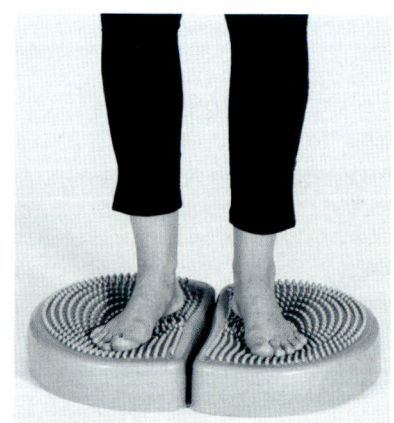

Abb. **1.1** Aero Step XL.

1.1.3 Die labile Unterlage

Nicht zu verwechseln mit instabiler Unterlage! Von instabiler Unterlage spricht man üblicherweise, wenn ein Brett (stabil) sich in eine oder mehrere Richtungen bewegt (instabil). Dieses System kennt man in der Therapie seit vielen Jahren, es sind die Kreisel und die unterschiedlichen Wackelbretter.

Von labil spricht man, wenn die Unterlage weich ist. Je schneller die Unterlage auf eine Gewichtsveränderung reagiert, desto schneller muss das Nervensystem des Anwenders reagieren, d. h. die Anforderung ist hoch und die Trainingseffekte sind schnell.

Der große Ball fordert schnelle Reaktionen und viel Gleichgewicht. Was ihn anspruchsvoll macht, ist die kleine und bewegte Unterstützungsfläche. Der Aero Step XL, der ebenfalls mit Luft gefüllt ist, fordert ebenso eine schnelle Reaktion, ermöglicht und verlangt aber gleichzeitig eine korrekte und aktive Fußposition. Dadurch kann die Muskulatur der Knie- und Hüftgelenke funktionell arbeiten.

Die Schnelligkeit des großen Balls und des Aero Step XL unterscheidet sich im Trainingseffekt von Hilfsmitteln aus weichem Material. Weiches Material, übereinander gestapelte oder unterschiedlich dicke Matten, ist langsam, teilweise versinkt man einfach darin. Dadurch ist es ungeeignet für gewisse Übungen, wie Bauchmuskeln, Handgelenke, Seitenlage usw. Weiche Hilfsmittel sind weder Stütze noch Herausforderung, sondern wirken eher belastend (Bauchmuskeln, Beugebelastung).

Der große Ball und mit Luft gefüllte Trainingsgeräte sind wegen ihrer Schnelligkeit eine große Herausforderung und dabei höchst effiziente Hilfsmittel für die sensomotorische Verbesserung und die Verbesserung des Gleichgewichts.

1.1.4 Intelligenz trainieren – Intelligent trainieren

Eine alltägliche, schwierige Aufgabe jedes Trainers ist das Erlernen bzw. Umlernen von Bewegungen. Bewusstes Einbeziehen und Verbessern der sensomotorischen Fertigkeiten schafft dafür die optimale Grundlage.

Sensomotorik (die zentrale Verarbeitung von internen und externen Nervenimpulsen) ist die Basis für jeden Trainingsreiz. Je besser die sensomotorischen Fähigkeiten, desto präziser kann eine Bewegung ausgeführt werden. Die Beeinflussung ist immer wechselseitig: Einerseits verbessert Bewegungslernen die Sensomotorik und die Koordination, andererseits verbessert sensomotorisches Training die Basis, um Muskeln bzw. Bewegungen überhaupt ansteuern zu können (Abb. **1.2**).

6

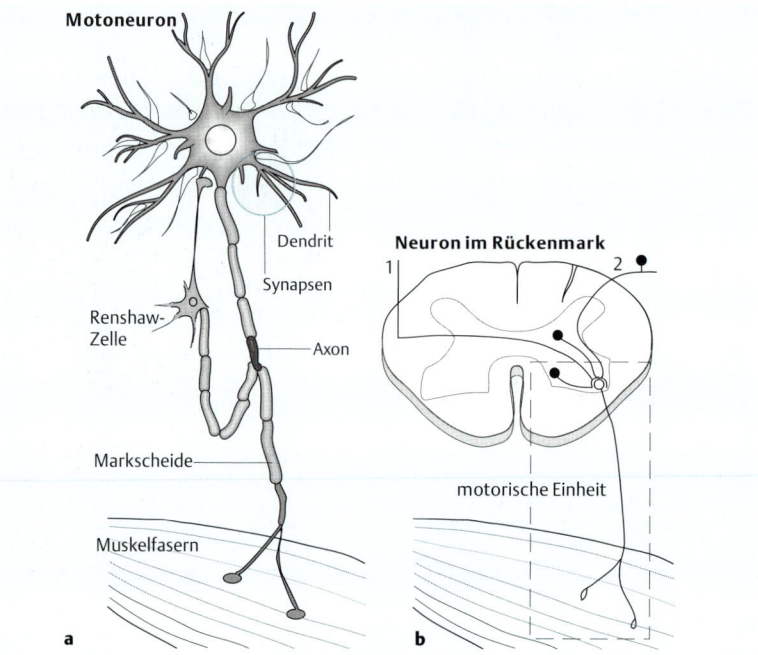

Abb. **1.2** Motorische Einheit. **a** Am Motoneuron sind viele Synapsen von den zuführenden Informationsquellen zu erkennen. Dies drückt die immense Integrationsleistung der Motoneurone aus.
b Rückenmarkquerschnitt mit einem Motoneuron im Vorderhorn und seinem Axon zu den innervierten Muskelfasern. Das Motoneuron erhält viele Informationszuflüsse von zentral (1) und peripher (2).

1.1.5 Die unterschiedlichen Bälle

Die vielen unterschiedlichen Bälle auf dem Markt unterscheiden sich nicht nur im Preis, sondern v. a. in der Qualität. Qualität bedeutet in erster Linie, dass der Ball nicht platzen kann. Entsprechend ist ein Qualitätsball mit der maximalen Belastung gekennzeichnet und TÜV-zertifiziert (Anti-Burst-System ABS; der Ball platzt auch dann nicht, wenn er mit einem spitzen Gegenstand verletzt wird). Wenn Sie diese Qualitätsmerkmale berücksichtigen, können Sie den Ball auswählen, dessen Eigenschaften Sie suchen (Abb. **1.3–1.7** zeigen eine Auswahl).

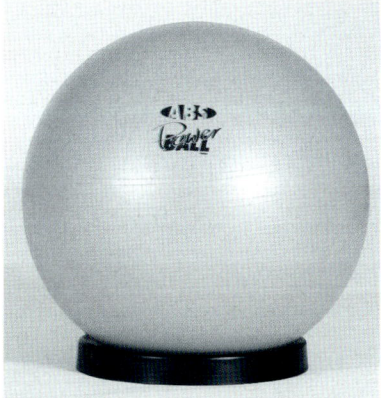

Abb. **1.3** ABS-Powerball: Gedämpfter Bouncing-Effekt für ein sicheres und effektives Training. Besonders zu empfehlen bei Schwangerschaftsgymnastik und für Trainingsgruppen im 50+-Bereich. Garantiert platzsicher bis zu 90 kg Belastung im Falle einer äußeren Beschädigung.

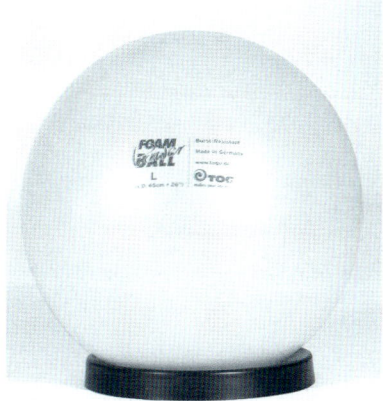

Abb. **1.4** Foam-Powerball: Besonders geeignet für Kardio-Training, Prellübungen, Übungen in Bauchlage und für federnde Übungen. Eigenschaften: weich-warme Oberfläche, „burst-resistant"!

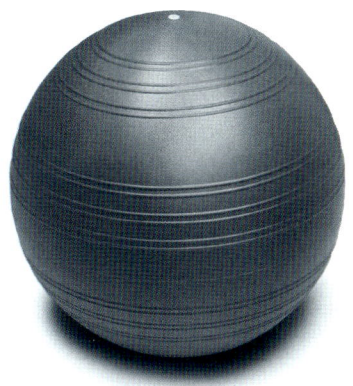

Abb. **1.5** Super ABS: Geballte Sicherheit für Leistungssport, Krafttraining und Sporttherapie. One size fits all! Der Durchmesser kann individuell von 55–65 cm reguliert werden. Formstabil auch bei hoher Belastung. Garantiert platzsicher bis zu 500 kg Belastung im Falle einer äußeren Beschädigung.

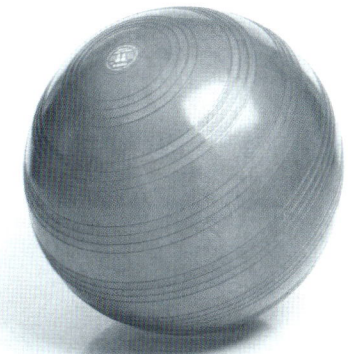

Abb. **1.6** Rely-a-Ball: Bei Kombinationsübungen mit schweren Zusatzgewichten, als Alternative zur Hantelbank. Es ist der stabilste Ball von TOGU. Garantiert platzsicher bis zu 1000 kg Belastung im Falle einer äußeren Beschädigung.

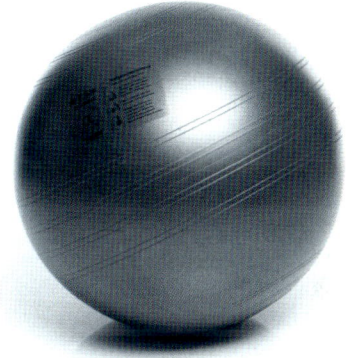

Abb. **1.7** ABS-Sitzball: Spezieller Sitzball, gedämpfter Bouncing-Effekt für ein beruhigtes dynamisches Sitzen am Arbeitsplatz und zu Hause. Garantiert platzsicher bis zu 120 kg Belastung im Falle einer äußeren Beschädigung.

1.1.6 Die Wahl des richtigen Balls

Der Ball, den Sie wählen, muss entweder genau den besonderen Anforderungen entsprechen, wie z. B. der hoch belastbare Ball für das Training mit freien Gewichten, oder kann ein Kombi-Ball sein, wie z. B. der ABS-Ball, der sich fürs Training und fürs Sitzen eignet.

Die richtige Größe

Die richtige Größe des Balls ist wichtigste Voraussetzung, dass Übungen und Sitzen wirklich gesundheitsorientiert und funktionell sein können.

Ob die Größe stimmt, merken Sie, wenn Sie sich auf den Ball setzen: Das Hüftgelenk muss höher sein als die Knie, sodass der Oberschenkel eine abfallende Linie zeigt (Abb. **1.8 a, b**).

Empfohlene Maße (Richtlinien):

Körpergröße	Balldurchmesser
bis 125 cm	35 cm
bis 145 cm	45 cm
bis 155 cm	55 cm
bis 165 cm	65 cm
über 175 cm	75 cm

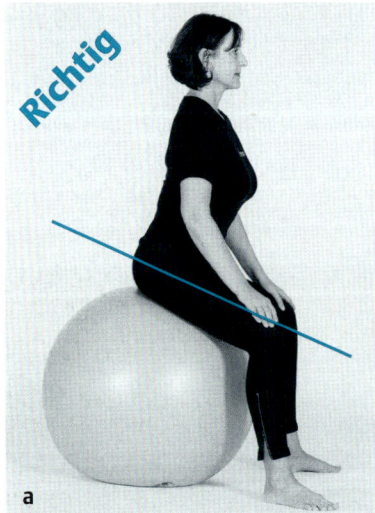

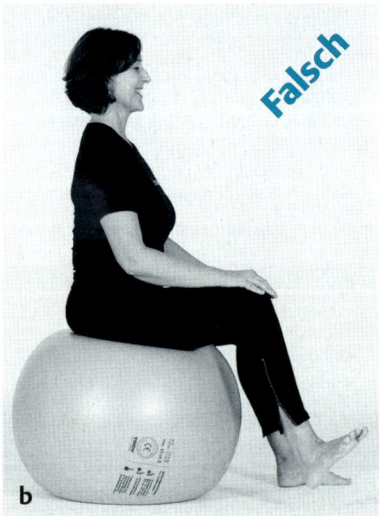

Abb. **1.8 a, b** Gute Sitzhöhe (**a**). Sitzhöhe zu tief (**b**).

Das Aufpumpen von Bällen mit Anti-Burst-System (ABS)

ABS-Bälle dürfen nie kalt, sondern müssen immer bei Raumtemperatur aufgepumpt werden. Nicht gleich auf die volle Größe aufpumpen, sondern schrittweise, sonst kann das Material einen Dehnungsschock erleiden.

ABS-Ball in Etappen auf 80–90 % der Maximalgröße aufpumpen. Dann mindestens 2 Stunden ruhen lassen. Nicht unter 20° C Raum- und Materialtemperatur aufpumpen.

Zu empfehlen:

ABS-Ball auf erforderliche bzw. maximale Größe aufpumpen. Da das lederartige Material natürlich mehr Zeit braucht, um sich an die Dehnung zu gewöhnen, kann es bei unsachgemäßer Behandlung während des Aufpumpens reißen. Wichtig: Das ABS-System wird nach ca. 24 Stunden aktiv, deshalb zu Ihrer Sicherheit unbedingt den ABS-Ball vor der ersten Benutzung 24 Stunden in aufgeblasenem Zustand ruhen lassen. Diese Ruhezeit bitte auch nach allfälligem Nachpumpen einhalten.

Umfang berechnen und messen

Berechnen Sie zuerst den Ballumfang: Durchmesser x 3,14. Schneiden Sie einen Bindfaden in der entsprechenden Länge als Maßband zurecht und legen Sie ihn um den Ball, evtl. mit Klebeband fixieren. Sobald sich das Maßband beim Nachpumpen strafft, ist die gewünschte Größe erreicht.

Lassen Sie den Ball an einer Autogarage aufpumpen oder benutzen Sie dazu eine Doppelhubpumpe (Abb. 1.9).

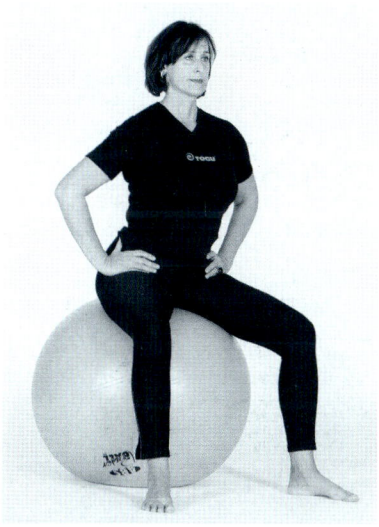

Abb. 1.9 Ein gut aufgepumpter Ball.

Ich wähle eher den größeren Ball, weil mit ihm die aufrechte Haltung einfacher einzunehmen ist und das Becken bei speziellen Übungen, wie Flexionen im Hüftgelenk, nur bei genügend großem Hüftgelenkwinkel stabilisiert werden kann.

Die Ballschale hält den Sitzball am Ort (Abb. **1.10**).

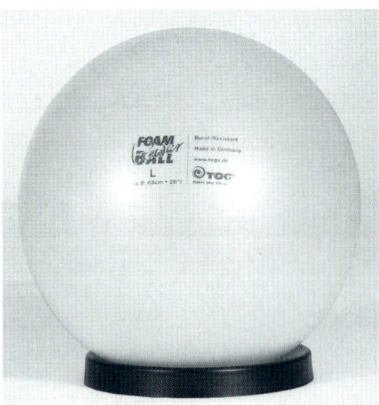

Abb. **1.10**

1.1.7 Grundpositionen auf dem ABS-Ball

Grundposition 1

Die sitzende Position eignet sich als Ausgangslage für unzählige Übungen. Für Mobilisationen, Rumpf- und Stabilisationstraining (Abb. **1.11**).

Praxistipp:

Immer auf korrekte Höhe und Körperhaltung achten.

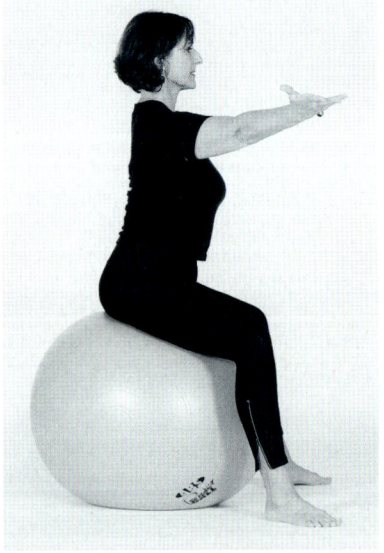

Abb. **1.11**

Grundposition 2

In der Bauchlage können die ganze Rückenkette und die seitliche Rumpfmuskulatur trainiert werden. Die angenehme Auflagefläche des Balls verhindert Druckstellen an Hüft- und Schambeinknochen, so können Übungen länger ausgeführt werden (Abb. **1.12**).

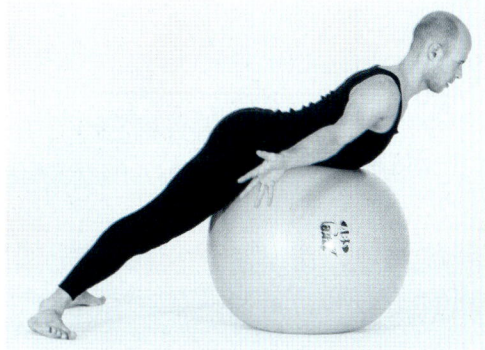

Abb. **1.12**

Grundposition 3

Aus der Rückenlage kann die ganze vordere Muskelkette ausgezeichnet trainiert werden. Ein großer Vorteil des Balls ist, dass aus einer aktiven Streckung und in die aktive Streckung gearbeitet werden kann. So arbeitet die Bauchmuskulatur dynamisch konzentrisch und exzentrisch ohne Belastung der Wirbelsäule (WS) (Abb. **1.13**).

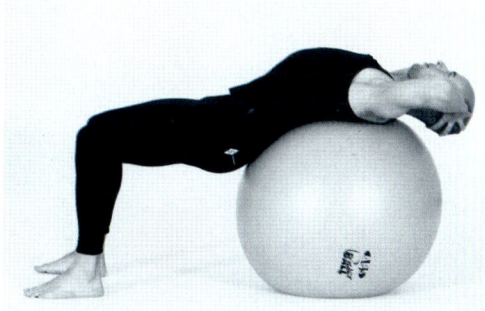

Abb. **1.13**

Grundposition 4

Übungen im Vierfüßlerstand, Hand- und Unterarmstand eignen sich ausgezeichnet für das Training von Schultergürtel, Brustkorb, Rumpf sowie von Armen und Händen (Abb. **1.14**).

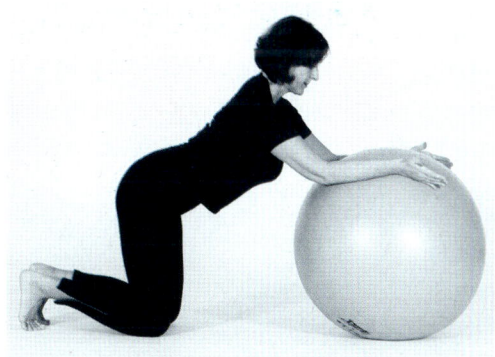

Abb. **1.14**

Grundposition 5

Der Kniestand eignet sich für das Training der Adduktoren, der Rumpfstabilität und für Geschicklichkeitsspiele
(Abb. **1.15**).

Grundposition 6

Der Ball als Zusatzgewicht bringt eine
weitere spielerische Komponente ins
Training (Abb. **1.16**).

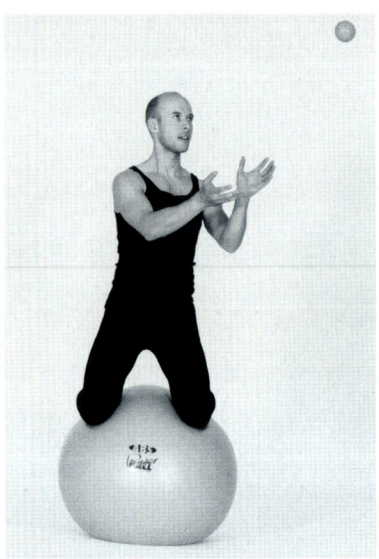

Abb. **1.15**

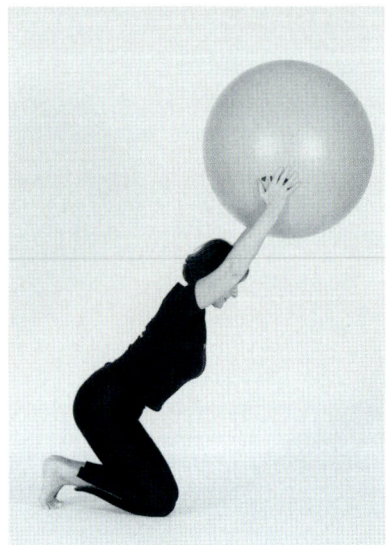

Abb. **1.16**

Grundposition 7

Um die Hüftgelenkmuskulatur ver-
mehrt stabilisierend zu fördern, eignet
sich der Ball als Unterlage (Abb. **1.17**).

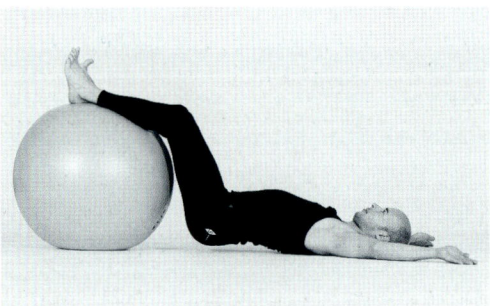

Abb. **1.17**

Grundposition 8

Der Ball mit seinem spielerischen auffordernden Charakter eignet sich ausgezeichnet, um dynamisch stabilisiert auf äußere Geschicklichkeitsanforderungen zu reagieren (Abb. **1.18**).

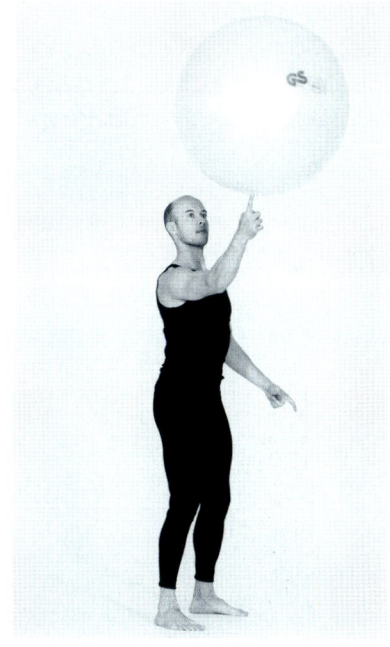

Abb. **1.18**

1.1.8 Einsatz des ABS-Balls und des Sitzballs

Group Training

Im Gruppentraining ist der ABS-Ball das ideale Hilfsmittel für die Lektionen mit dem Ziel „gesunder Rücken", ebenso eignet er sich für Bodyforming und Bodytoning.

Der ABS-Ball unterstützt ein Intervalltraining mit unterschiedlichen Stationen. Jede Station kann stabil und labil ausgeführt werden, das bringt Abwechslung, zusätzliche Trainingseffekte und viel Spaß in die Trainingsstunde.

Personal Training

In der Arbeit zu zweit beschleunigt das Training mit dem Ball die Trainingsfortschritte des Kunden enorm. Die Fähigkeit zu stabilisieren und zu kontrollieren kann in diesem Ausmaß an den Geräten nicht gelernt werden. Diese Fähigkeiten dienen als sichere Grundlage für anschließende größere und große Gewichtsbelastungen.

Training mit freien Gewichten (Rely-a-Ball)

Dieser große, superfeste Ball kann mit bis zu 3000 kg belastet werden. Selbst bei extremer Gewichtsbelastung verliert er nicht die Form und ist absolut sicher; er kann nicht platzen.

Im Kraftraum wird der Rely-a-Ball anstelle einer Langbank eingesetzt. Der

Trainierende muss zwar mit etwas weniger Gewicht trainieren, aktiviert jedoch zusätzliche Muskeln. Dies fördert die Zusammenarbeit funktioneller Muskelschlingen und die Rekrutierung zusätzlicher Muskelfasern. Diese Ansteuerungsverbesserung führt zu weiteren oder schnelleren Fortschritten (Abb. **1.19**).

14

Praxistipp:

Der Trainierende braucht Unterstützung, um das Gewicht sicher aufzunehmen und wieder abzulegen.

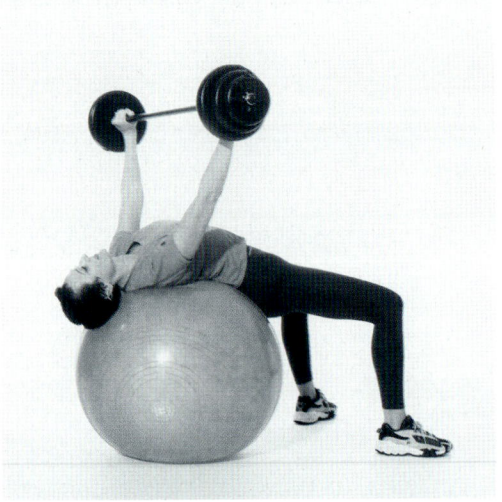

Abb. **1.19**

Zu empfehlen:

Wir raten dringend davon ab, mit großen Gewichten auf anderen Bällen als dem Rely-a-Ball zu trainieren. Der Trainierende darf auf keinen Fall der Gefahr, dass ein Ball während der Übung platzt, ausgesetzt werden!

Einsatz des ABS-Sitzballs im Alltag

Zuhause eignet sich der ABS-Ball, um für eine bestimmte Zeit aktiv zu sitzen, um einfach und effizient die wichtigsten Kraftübungen auszuführen oder um mit angenehmen Dehnungsübungen geschmeidig zu bleiben; außerdem ist er intelligentes Spielzeug für Kids.

Praxistipp:

Während der Arbeit auf dem labilen ABS-Ball zu sitzen, braucht Kraft. Deshalb mit der Ballschale arbeiten, bei Müdigkeit auf einen konventionellen Stuhl wechseln, das Ballkissen oder das Keil-Ballkissen zur Unterstützung der Beckenkippung nutzen (Abb. **1.20**).

Einsatz des Aero Step XL

Für das Fuß- und Beintraining empfehle ich den Aero Step XL. Trainiert wird barfuß, in Socken oder mit Schuhen – je nach Trainingsziel.

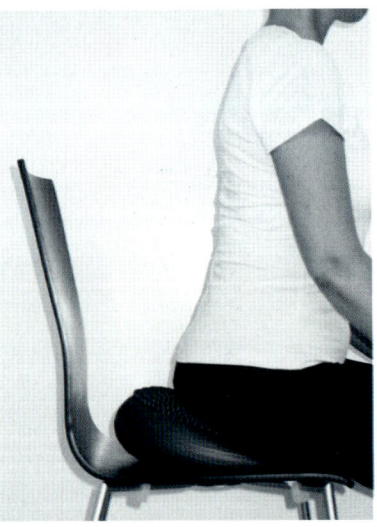

Abb. **1.20** Sitzen auf dem Ballkissen.

1.1.9 Grundposition auf dem Aero Step XL

Beim Stehen auf dem Aero Step muss immer auf die Körperhaltung geachtet und der Labilität eine Längsspannung entgegengesetzt werden (Abb. **1.21**).

> **Praxistipp:**
> Der Fuß steht immer in der Mitte der Kammer. Der Aero Step XL muss genügend gepumpt sein, damit die Füße bei den einzelnen Bewegungen den Boden nicht berühren

Bei einem Fuß-Knie-Training wird am besten barfuß trainiert. Dabei werden nicht nur mehr der vielen kleinen Fußmuskeln aktiviert, sondern die runden Noppen des Aero Step stimulieren zusätzlich die Reflexzonen der Füße, regen die Durchblutung an und fördern durch die intensive Muskelleistung die Venentätigkeit, den Blut-Rücktransport.

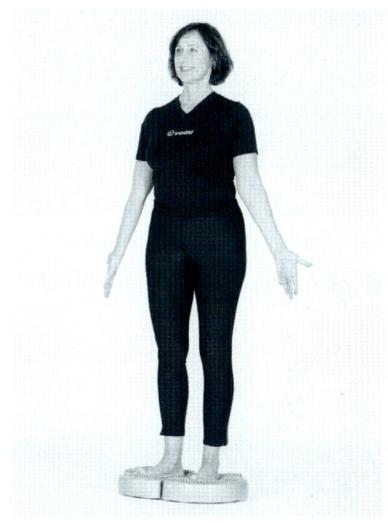

Abb. **1.21**

Es wird ebenfalls empfohlen, das Training mit freien Gewichten barfuß auszuführen (Abb. **1.22 a, b**).

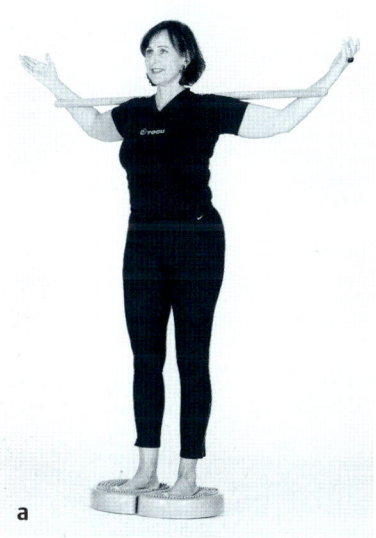
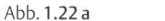

a

Abb. **1.22 a**

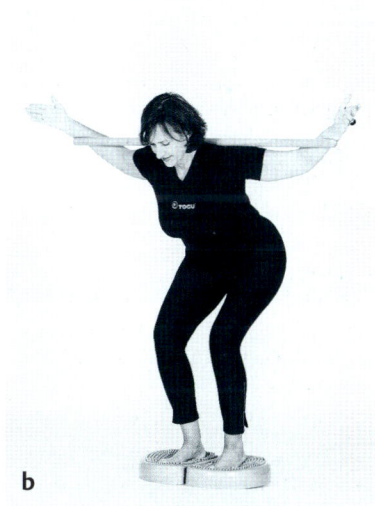

b

Abb. **1.22 b**

15

16

Ein Barfußtraining verbessert die Fußkontrolle, erzielt mehr Fußaktivität und beeinflusst die ganze Bein- und Haltungsmuskulatur. Mehr aktive Muskelfasern heißt auch mehr Leistungsfähigkeit und mehr Gelenkschutz. Darf man in einem Studio nicht barfuß trainieren, so eignen sich auch Socken oder dünne Söckchen, um optimale Reize zu setzen.

Das Training mit freien Gewichten ist anspruchsvoller als das Training an Geräten. Durch die zusätzliche synergistische Arbeit aller beteiligten Muskeln ist der Trainingseffekt jedoch umfassender, funktioneller.

> **Praxistipp:**
> Kurzhantel, Stonies, Therabänder oder Kabelzug eignen sich für das Training mit dem ABS-Ball und dem Aero Step XL.

Training mit labilen Hilfsmitteln verbessert die Sensomotorik – die Fähigkeit, innere und/oder äußere Reize im Zentralnervensystem zu verarbeiten – und die Koordination. Resultat ist bessere Gleichgewichtskompetenz, gesteigerte Bewegungsqualität sowie erhöhte Bewegungs- und Haltungskontrolle.

1.2 Stabilität des Bewegungsapparats

Das Thema Stabilität ist aus zwei Gründen äußerst interessant:

- im Training aus präventiver Sicht, um die Wirbelsäule und alle anderen Gelenke vor Fehl- und Überbelastung zu schützen,

- in der Physiotherapie im Zusammenhang mit der ganzen Schmerz- und Rückenschmerzproblematik.

An einer Bewegung sind immer zwei Muskelsysteme beteiligt:

- das Muskelsystem, das das Gelenk stabilisiert, und

- das Muskelsystem, das die Bewegung ausführt.

Dieses bewegungsausführende Muskelsystem wird wiederum unterteilt, und zwar in bewegende Muskulatur und bewegungskontrollierende Muskulatur. Arbeiten diese drei Systeme (gelenkstabilisierende, bewegungsausführende und -kontrollierende Muskulatur) nicht in ihrer normalen Funktion, entstehen Fehlbelastungen für Gelenk und beteiligte Strukturen, was zu Schmerz und Gelenkinstabilität führen kann (Tab. **1.1**).

Tab. **1.1** Übersicht der unterschiedlichen Muskelfunktionen.

Lokales System	Globales System	
Lokale Stabilisation	**Globale Stabilisation**	**Globale Mobilisation – Bewegung**
Gelenkstabilisation in neutraler Zone	Haltungskontrolle	Bewegung im max. Bewegungsradius
	Bewegungskontrolle	Kraft
	Gleichgewicht	Schnelligkeit
Diese Muskeln können nicht im üblichen Sinne trainiert werden:	Diese Muskeln können trainiert werden:	Diese Muskeln werden üblicherweise trainiert:
• die Muskeln liegen tief	• Haltungsaufbau	• große Bewegungen
• sie machen keine Bewegung	• Haltungskontrolle	• hohe Belastung
• sie reagieren nur auf tiefen Reiz	• Bewegungskontrolle	• schnelle Bewegung
trainingsuntypisch	Training mit hoher Qualität	trainingstypisch

(Modifiziert nach Comerford 2001 a.)

17

1.2.1 Lokale Stabilisation – Gelenkstabilisation

Die lokale Muskulatur sichert die neutrale Zone. Jeder Bewegung oder Belastung geht die Aktivitätserhöhung dieser lokalen Muskeln voraus. Sie bremst die Bewegung im Gelenk, stabilisiert das Gelenk (segmental muscle stiffness = segmentale muskuläre Festigkeit).

1.2.2 Eigenschaften der lokalen Muskulatur

Die lokalen Muskeln liegen üblicherweise nah an den Gelenken, sie sind kurz und bewirken keine oder nur kleine Bewegungen. Diese Muskeln sind sehr ausdauernd, arbeiten immer und zwar in tiefer Intensität.

Die lokale Muskulatur hat keine Gegenspieler (Antagonisten), sie arbeitet immer unabhängig von Körperposition oder Bewegungsrichtung. Wenn die lokale Muskulatur richtig funktioniert, ist sie vorangesteuert, d. h. sie setzt vor der eigentlichen Bewegung ein. In einer Dysfunktion ist sie entweder segmental gehemmt oder verliert ihr Timing, d. h. sie reagiert nicht mehr vor der eigentlichen Bewegung, sondern gleichzeitig mit der Bewegung oder sogar erst, nachdem die Bewegung begonnen hat.

Die lokale Muskulatur arbeitet in Funktionseinheiten (Schlingenketten). Um Gelenke zu schützen, arbeitet ein Verbund von lokalen Muskeln in einer so genannten Kokontraktion.

Eine gute Zusammenarbeit von lokaler und globaler Muskulatur ist die Grundlage für große und schnelle Bewegung sowie für Bewegungen mit hohen Lasten.

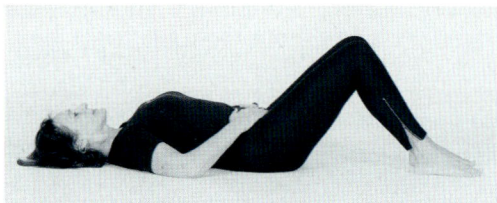

Abb. **1.23**

Lokale Stabilisation kann nicht auf übliche Weise trainiert werden!

Die lokalen Muskeln reagieren nur auf niedrige Reize. Folglich müssen sie auch mittels feiner, niedriger Reize willentlich angesteuert werden, im Kontext Training ist dies unüblich (Abb. **1.23–1.25**). Außerdem kann nur sehr bedingt kontrolliert werden, ob bei der willentlichen Ansteuerung die richtigen Muskeln reagieren, oder ob es sich dabei um Kompensationsaktivität der globalen Muskulatur handelt.

Da die lokalen Stabilisatoren Bewegung im Gelenk verhindern müssen, darf beim willentlichen Ansteuerungsreiz keine Bewegung in den beteiligten Gelenksegmenten stattfinden, auch das ist im Training unüblich.

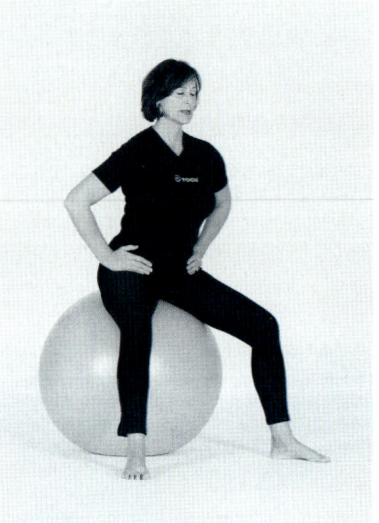

Abb. **1.24**

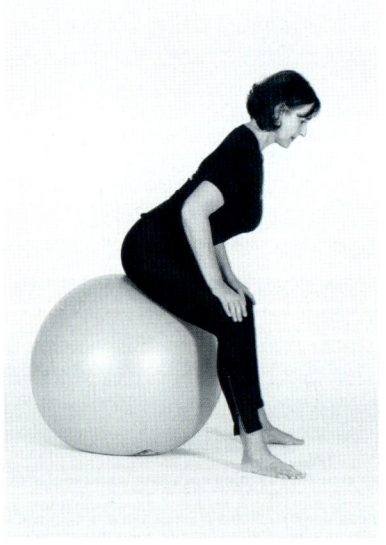

Abb. **1.25**

18

1.2.3 Globale Stabilisation – Haltungs- und Bewegungskontrolle

Die globalen Stabilisatoren sind für die Körperhaltung zuständig und kontrollieren den Bewegungsfluss im ganzen Bewegungsradius (Abb. **1.26 a–c**). Zusammen mit dem Gleichgewichtsorgan (Vestibulärapparat) sind sie auch für das Gleichgewicht verantwortlich.

Globale Stabilisatoren trainieren heißt Training mit hoher Qualität!

Ein Training mit kontrollierter Körperhaltung und dynamisch kontrollierten Bewegungen fördert die globalen Stabilisatoren. Der ideale Trainingsreiz für die globalen Stabilisatoren ist das Training auf labiler Unterlage wie z. B. mit dem ABS-Ball (Abb. **1.24** u. **1.25**).

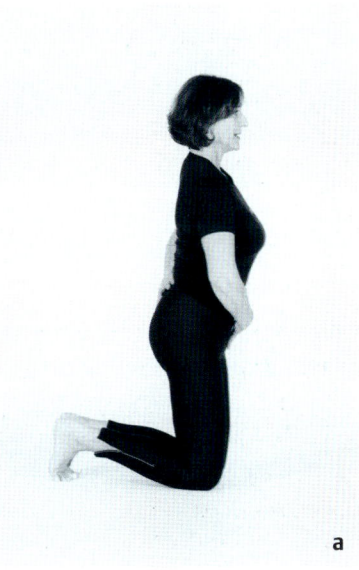

Abb. **1.26 a**

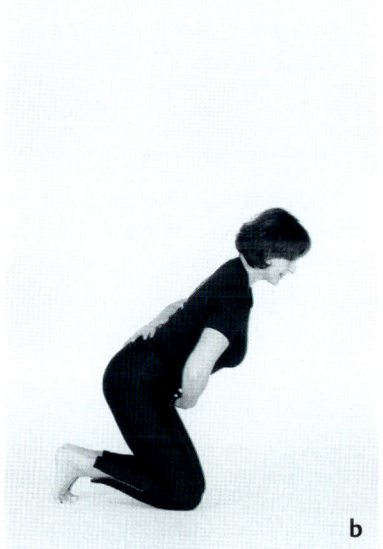

Abb. **1.26 b**

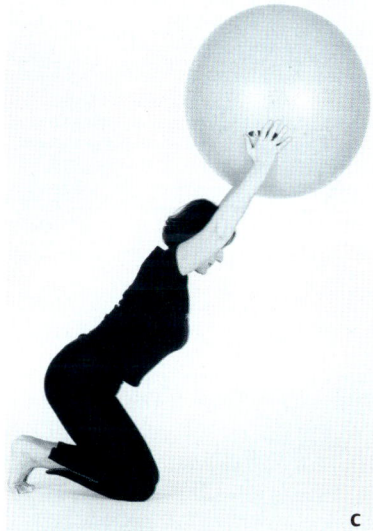

Abb. **1.26 c**

1.2.4 Globale Beweger – Bewegungsausführung

Die Funktion dieser Muskeln ist

- Bewegung im ganzen Bewegungsradius,

- Ausführen hoher Belastungsanforderungen (Kraft),

- Bremsen großer Lasten (Kontrolle),

- Beschleunigung (Schnellkraft) und

- Zulassen großer Bewegungsradien.

Damit diese Muskeln leistungsfähig sein können, müssen die stabilisierenden Systeme funktionieren.

Trainingshinweis:

Das Trainieren der globalen Beweger ist einfach und üblich. Mit dem ABS-Ball werden sie einerseits durch das eigene Körpergewicht oder mit Zusatzgewichten trainiert.

Wenn alle drei Systeme funktionieren und gut zusammenarbeiten, bedeutet dies

- hohe Leistungsfähigkeit,

- gute Bewegungskontrolle und

- geschützte Gelenke.

Im konventionellen Training mit guter Qualität wird üblicherweise das globale System verbessert und kultiviert, in diesem Buch legen wir zusätzlich das Augenmerk auf das lokale System.

Die lokalen Stabilisatoren der Lendenwirbelsäule (LWS) und des Rumpfes nach Comerford

- M. multifidus (tiefer lumbaler Anteil)

- M. transversus abdominis

- Anteile Zwerchfell

- Anteile der Beckenbodenmuskulatur

In diesem Buch wird besonders auf die stabilisierende Muskulatur Wert gelegt. Eine „Rückenstunde" mit Thematisierung und Ansteuerung der Stabilisatoren ist zukunftsweisend. In der Prävention und im Leistungssport mag es noch fremd erscheinen und kritisch aufgenommen werden. Ich bin jedoch überzeugt, dass es in 10 Jahren Usus sein wird (spätestens, wenn in Deutschland die Australischen Studien nachgemessen werden).

1.2.5 Rumpfstabilität und Rückenschmerz

In diesem Buch richtet sich die besondere Aufmerksamkeit auf die Rumpfstabilisation. Eine gute Rumpfstabilisation ist die beste Maßnahme zur Verhinderung von Rückenschmerz und wichtigste Grundlage für intensives Training.

In den veröffentlichten Untersuchungen von Hides (Hides et al. 1996), Richardson (Richardson et al. 1999) und Hamilton (Hamilton 1998) zum Thema Rückenschmerz und stabilisierende Muskelsysteme konnte eindeutig ein Zusammenhang von „Schmerz und der

Dysfunktion der stabilisierenden Muskulatur" nachgewiesen werden. Ebenso zeigten die Ergebnisse einer Dreijahresstudie zum Thema Rückenschmerz eindrücklich auf, dass die Teilnehmer jener Gruppe, die therapeutische Ansteuerungsübungen ausführten, weniger häufig und weniger schwere Rückfälle hatten. Innerhalb eines Jahres hatten 84 % der Kontrollgruppe einen Schmerzrückfall, im Gegensatz zu 30 % der Teilnehmer der Übungsgruppe. Nach drei Jahren war das Verhältnis 78 % der Kontrollgruppe zu 32 % der Übungsgruppe.

Das ist ein großartiges Resultat, ganz abgesehen davon, dass es ohne horrende Kosten durch Hightechmedizin oder komplizierte Kraftmaschinen usw. erreicht wurde.

1.2.6 Training von Stabilität und Kraft

Kann man Stabilität und Kraft gleichzeitig trainieren? Ja!

- Durch bewusste Aktivierung kann die lokale Muskulatur willentlich angesteuert und ins Training integriert werden.

- Die Labilität des ABS-Balles, verbunden mit bewusster Körperhaltung und Bewegungskontrolle, trainiert das global stabilisierende Muskelsystem.

- Die Übungen mit oder ohne Zusatzgewicht trainieren die Beweger.

1.2.7 Drei-Systeme-Training

Drei Systeme, ein Training?

Alle drei Systeme in einem Training zu berücksichtigen, ist anspruchsvoll. Der ABS-Ball vereinfacht das Unterfangen, er eignet sich ausgezeichnet, um alle Systeme einzubeziehen. Ein solches 3-S-Training bedeutet für die Teilnehmer eine hohe koordinative Leistung. Der Ball verleiht diesem anspruchsvollen Training etwas Leichtes, Spielerisches.

Training mit labilen Hilfsmitteln verbessert die Sensomotorik, die Fähigkeit innere und/oder äußere Reize im Zentralnervensystem zu verarbeiten und die Koordination. Resultat ist bessere Gleichgewichtskompetenz, gesteigerte Bewegungsqualität sowie erhöhte Bewegungs- und Haltungskontrolle.

Der Weg zu einem 3-S-Training

Das Aufwecken und Einbeziehen der lokalen Muskulatur erfolgt in drei Schritten:

- Sensibilisieren: Zuerst muss der Teilnehmer die tiefen Schichten wahrnehmen können.

- Aktivieren: Danach muss die Muskulatur willentlich angesteuert und (mit gleichzeitiger Atmung) gehalten werden können.

- Integrieren: Anschließend kann die Muskulatur willentlich in das Training einbezogen werden.

Die globale Muskulatur wird mit dynamisch-aktiver Körperhaltung und Bewegungskontrolle verbessert. Die lokale Muskulatur kann einerseits durch eine Voraktivierung oder durch eine kontinuierliche willentliche Aktivierung in die Bewegung integriert werden. Die global bewegenden Muskeln können jetzt einbezogen werden, entweder durch eine Erhöhung des Bewegungstempos, durch größere Bewegungsradien oder durch zusätzliche Last.

22

1.3 Koordination

Koordination = individuell sinnvolle, situativ variable Verfügbarkeit (Hot 1988).

Koordination gilt in der Trainingsliteratur als Grundkomponente des individuellen Trainingszustands. Koordination ist die Basis für jede Bewegungsausführung und somit auch für jeden Trainingsreiz (Abb. **1.27**).

Grundeigenschaften der körperlichen Leistungsfähigkeit

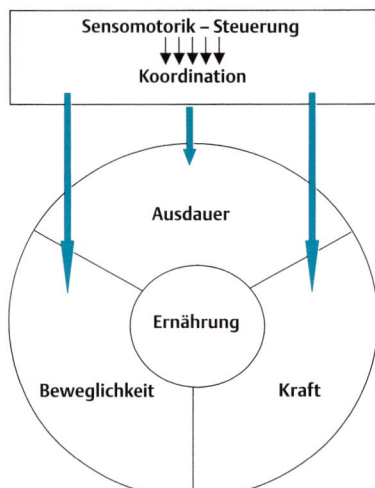

In der Rehabilitation ist Koordinationstraining eine bewährte und wichtige therapeutische Anwendung.

Eher neu diskutierter Aspekt der Koordination ist die Fähigkeit, Gelenke zu stabilisieren. Panjabi betrachtet das Zusammenspiel der bewegungsausführenden und der stabilisierenden Muskulatur als eine koordinative Fähigkeit (Panjabi 1992).

Dieser Aspekt ist für das Training äußerst relevant. Funktioniert das stabilisierende System nicht, hat dies einen negativen bzw. belastenden Einfluss auf die beteiligten Gelenke und auf die Körperhaltung.

Abb. **1.27** Die Bewegungsqualität eines jeden Trainingsaspekts ist von der Sensomotorik bzw. von der Koordinationskompetenz abhängig.

1.3.1 Effekte von sensomotorischem koordinativem Training

Verbesserung des Nervensystems

- Strukturveränderung der Nerven und Synapsen
- Verbesserung der afferenten und efferenten Informationsverarbeitung
- schnellere Aktivierung motorischer Einheiten

Verbesserung der intramuskulären Koordination

- Rekrutierung
- Frequenzierung
- Synchronisation

Verbesserung der intermuskulären Koordination

- Agonisten
- Antagonisten
- Synergisten

Verbesserung des Gleichgewichts

- Training des Vestibulärapparats

Verbesserung des Gelenkschutzes

- segmentale Stabilisation durch willkürliche Ansteuerung
- globale Stabilisation durch Bewegungs- und Haltungskontrolle

Konsequenzen

- schnellere Aktivierung motorischer Einheiten
- Aktivierung zusätzlicher Muskelfasern
- ökonomischerer Muskeleinsatz
- Schaffung neuer Bewegungsmöglichkeiten
- Verbesserung der sensomotorischen Antwort auf peripheren Reiz
- Verletzungsprävention
- mehr Sicherheit, weniger Angst
- Abbau von Angstverspannungen durch mehr Sicherheit

23

1.3.2 Was spricht für ein Balltraining?

Ein Training mit labiler Unterlage wie dem ABS-Ball kann folgende Wirkungen erzielen und liefert damit gleich die besten Argumente:

Kinder

- Sensomotorik und Koordination ist die Grundlage für die Bildung des Gehirns

- Bewegung ist die Grundlage für das Erfahren des Körpers und des „Selbst"

- Bewegung macht „selbstbewusst" und gibt Sicherheit

Erwachsene

- Pflegen und verbessern der Nerven und des Nervensystems

- aktiviert zusätzliche Muskelfasern und wirkt sich somit positiv auf die Fett/Muskelverteilung aus

- größere Fettverbrennung durch erhöhten Muskeleinsatz

- Verbesserung des Gleichgewichts

- Verbesserung der Reaktionsgeschwindigkeit

- verbessert die Körper- und Bewegungskompetenz

- fördert und strafft die Muskulatur

- Verbesserung der dynamischen Körperhaltung und somit der Körpersilhouette (vgl. Abb. **1.28**)

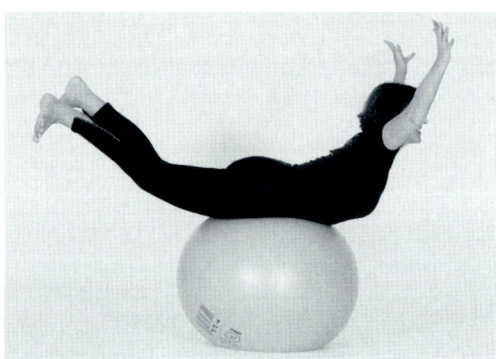

Abb. **1.28**

Sportler

- Eine verbesserte Sensomotorik ist die Grundlage für Koordination und Technik bei jeder sportlichen Bewegung.

- Sie werden schneller, weil sich die Reaktionsgeschwindigkeit verbessert (z. B. Start).

- Zusätzliche Muskelfasern werden rekrutiert, die für die sportliche Leistung zur Verfügung stehen.

- Die Steigerung der Fähigkeit, auf äußere Reize adäquat zu reagieren (Fußball, Tennis).

- Die Verbesserung der Gelenksstabilisation beugt Abnützung vor.

- Die Verbesserung der Reaktionsgeschwindigkeit ist die beste Verletzungsprophylaxe.

Ältere Teilnehmer

- Abbau von Nerven und Nervensystem wegen Nichtgebrauch oder Alterungsprozess wird aufgehalten und umgekehrt

- Förderung von Erhalt und Aufbau von Muskelmasse

- Verbesserung des Gleichgewichts (Selbstständigkeit)

- ausgezeichnete Reflex- und Reaktionsschulung

- Verbesserung der Reaktionsgeschwindigkeit ist die beste Sturzprophylaxe

Je häufiger und komplexer das Nervensystem gefordert wird, desto optimaler entwickelt es sich. Abwechslungsreiche Reize mit vielen sensiblen und sensorischen Anteilen, die emotional positiv besetzt sind (Freude, Erfolgserlebnis, Wohlbefinden usw.) bilden das ideale Mittel, um das Gehirn und das Nervensystem leistungsfähiger zu machen und gesund zu erhalten.

25

1.4 Die Körperhaltung – Basis jeder gesunden Leistung

Die Körperhaltung während des Trainings entscheidet, wie die Gelenke belastet werden, welche Muskeln mehr, welche weniger gefordert werden und wie sich der Körper formt.

Was in unserer Zeit als schön und attraktiv gilt, entspricht der Körperform, die sich ergibt, wenn das Training physiologisch, den natürlichen Gegebenheiten entsprechend, ausgeführt wird. Je präziser die Trainingsreize gesetzt werden, je mehr man der Tendenz der Beugehaltung entgegenwirkt,

desto harmonischer und „schöner" entwickelt sich ein Körper.

Wer das Thema Körperhaltung, Fehlhaltungen, Fehlformen und Haltungskorrekturen vertiefen will, dem empfehle ich mein Buch *Körperhaltung* mit einer Vielzahl an praktischen Übungen (s. Literaturverzeichnis).

Ein Training ist eine gute Möglichkeit, positiven Einfluss auf die Körperhaltung auszuüben.

1.4.1 Die aufrechte Haltung

Eine aufrechte Haltung, die Sinn macht und gesund ist, wirkt immer der Schwerkraft entgegen. Es ist eine Körperhaltung, in der die Gelenke in ihrer anatomisch-physiologischen Form belastet werden.

Eine autonom geregelte Stabilität und eine dynamische Körperspannung ver-

hindern Fehlbelastungen der Bänder und Gelenke. Diese Zugspannung wird immer gegen die Schwerkraft nach oben gerichtet, sodass die Gelenke frei werden für Bewegung.

Weil das Skelett keine Haltearbeit vollbringen kann, muss die Arbeit gegen die Schwerkraft von der Muskulatur geleistet werden. Der Mensch kann jedoch nicht ständig an seine Haltung denken, das würde zu viel wichtige Gehirnkapazität beanspruchen. Im Gegenteil, aus der Praxis ist bekannt, dass jeder Teilnehmer die Haltung sofort wieder vergisst, wenn ihm eine zusätzliche Bewegungsaufgabe gestellt wird. Je schwieriger oder schneller diese Aufgabe ist, desto weniger wird der Teilnehmer auf seine Haltung und die präzise Bewegungsausführung achten können. Das heißt, Haltung muss „programmiert" werden, ein „neuraler Blueprint" sein. Sie muss angesteuert und aufrecht erhalten bleiben, ohne dass wir darüber nachdenken oder sie willentlich ansteuern müssen.

Das bedeutet eine gute und eine schlechte Nachricht. Auf der einen Seite entlastet der „Blueprint" unser Gehirn, auf der anderen Seite braucht es bewusste Arbeit, um eine unbewusste Haltungsansteuerung nachhaltig zu beeinflussen. Training mit bewusster Haltungsansteuerung ist wahrscheinlich einer der wertvollsten Beiträge, um eine Körperhaltung zu verbessern.

Es gibt keine „entspannte" Haltung, denn Haltung bedeutet immer Muskelaktivität. Sie sollte einfach so ökonomisch wie möglich sein.

1.4.2 Die aufrechte aktive Haltung in Ruhe

Physiologische Lendenlordose mit gehobenem Brustbein und Dreipunktebelastung der Füße (Abb. **1.29**).

Definition:

- In der aufrechten aktiven Haltung sind alle Körpersegmente in die Körperlängsachse eingeordnet.

- Das Körpergewicht wird über die Dreipunktebelastung der Füße, die aus dem Hüftgelenk 5–15° nach außen rotiert sind, auf den Boden abgegeben.

- Die Knie sind in einer aktiven neutralen Stellung.

- Das Brustbein ist gehoben.

- Das Becken steht in seiner neutralen Position.

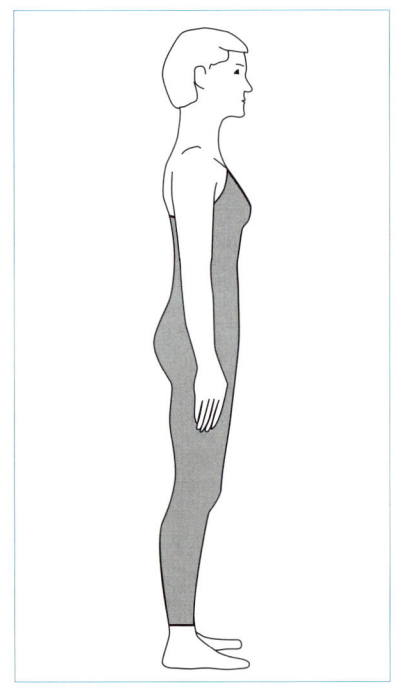

Abb. **1.29** Aufrechte Haltung mit Längsspannung.

- Die LWS (Lendenwirbelsäule) ist in ihrer physiologischen Lordose durch die Längsspannung der Wirbelsäule dynamisch stabilisiert und somit geschützt.

- Der Kopf ist in der Verlängerung der Körperlängsachse.

- Die Schultern ruhen entspannt auf dem Thorax.

Trainingshinweis:

Der ganze Körper ist in einer dynamischen Längsspannung, der Hals, die Arme und die Beine sind frei für Bewegung. Diese Längsspannung soll in jeder Übungsausgangsstellung aufgebaut werden.

27

1.4.3 Die Statik

In einer aufrechten aktiven Haltung wirkt die Schwerkraft optimal auf die gesamte Muskulatur. Wird jedoch die Längsspannung aufgehoben und/oder werden einzelne Körpersegmente verschoben, ändert sich der Einfall der Schwerkraft, ändert sich die Statik. Die Fallverhinderung muss jetzt einseitig von Muskeln übernommen werden, die eine andere Aufgabe hätten. Die eigentlichen Haltungsmuskeln sind in ihrem Zusammenspiel beeinträchtigt. Teilweise sind sie überaktiv und jene, die nicht angesteuert werden können, atrophieren, werden also abgebaut. Passive Strukturen werden belastet und können mit der Zeit geschädigt werden (Abb. **1.30 a, b**).

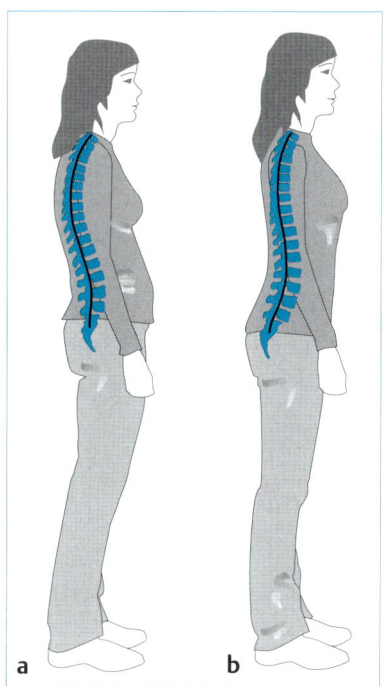

Abb. **1.30 a, b** Korrigierte Fehlhaltung der Normlordose aus dem Überhang **(a)** in die aufrechte Haltung mit Aufbau der Körperlängsspannung **(b)**.

1.4.4 Die aufrechte aktive Haltung in Bewegung

Über die dynamische Stabilisierung des Brustkorbs werden Körpersegmente wie Becken, Schultergürtel, Hals und Kopf frei für ihre funktionelle Bewegung.

Bleibt die Körperlängsspannung aufrechterhalten, können wir beim Spiel mit der Statik unterschiedliche Trainingsreize setzen. Die Körpersegmente stehen korrekt übereinander und sind dynamisch stabilisiert (Abb. **1.31 a, b**).

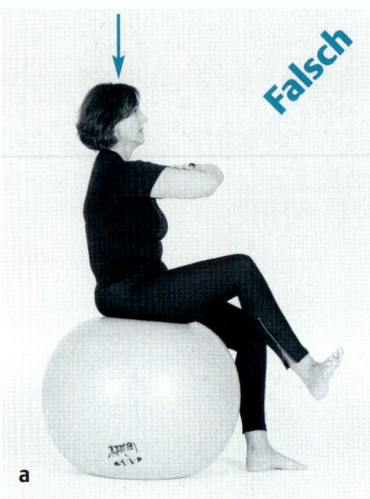
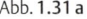

a

Abb. **1.31 a**

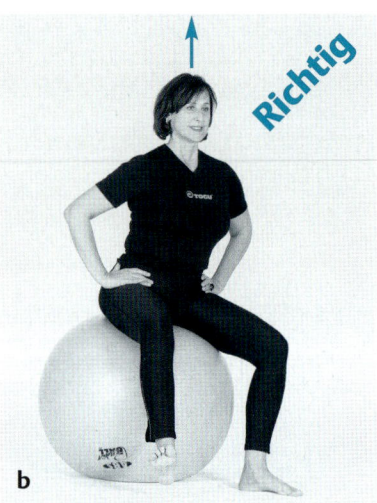

b

Abb. **1.31 b**

1.4.5 Sinnvolle Haltungskorrekturen

Jede Veränderung eines Körpersegments bewirkt eine Neuorganisation des ganzen Körpers und kann dadurch die Haltung positiv beeinflussen. Es ist jedoch ganz wichtig, im Training mit dem effizientesten Körpersegment zu arbeiten, und dies ist der Brustkorb, der Thorax.

Haltungskorrekturen werden immer vom Thorax und vom Brustbein aus

initiiert und über Beinachsen, Fußstellung und Dreipunktebelastung verstärkt. Als Reaktion auf diese Bewegung können die anderen Körpersegmente wie Becken und Knie sowie Schultern, Hals und Kopf ihre optimale Position in der Körperlängsachse finden (Abb. **1.32 a, b**).

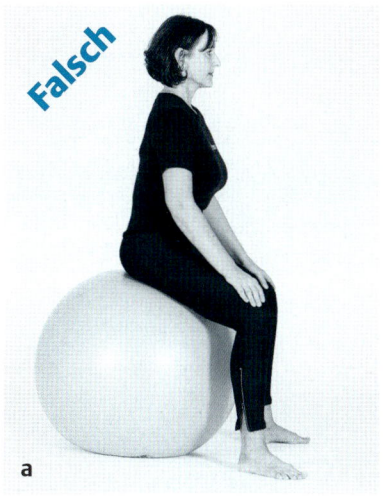

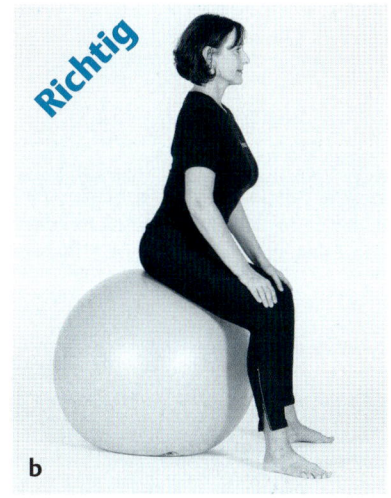

Abb. **1.32 a**

Abb. **1.32 b**

1.4.6 Das Becken spüren

Nach meiner Erfahrung ist es unmöglich, über das Verändern der Beckenposition, im Stehen, Liegen oder Knien eine organisierte Längsspannung zu erreichen. Die Beckenposition ist v. a. im Stehen und in der Bewegung schwierig zu spüren und zu definieren. Ganz anders beim Sitzen auf dem Ball, wo wir uns an den Sitzbeinhöckern orientieren und über die Wahrnehmung der Sitzbeinhöcker die dynamische Streckung des Brustkorbes ausführen können.

Für alle anderen Ausgangslagen müssen die Teilnehmer mit einer natürlichen Lordose vertraut sein. Das Becken und die Lendenwirbelsäule sind teilweise mit unsinnigen Bildern verbunden, viele haben Angst vor einem Hohlkreuz usw., was die aufrechte Ausgangsposition erschwert.

Die Becken-, Gesäß- und Rumpfmuskulatur darf während der Bewegung in eine Arbeitsspannung gebracht werden. Diese Aktivierung ist korrekt, wenn sie die Längsspannung verstärkt (Abb. **1.33**).

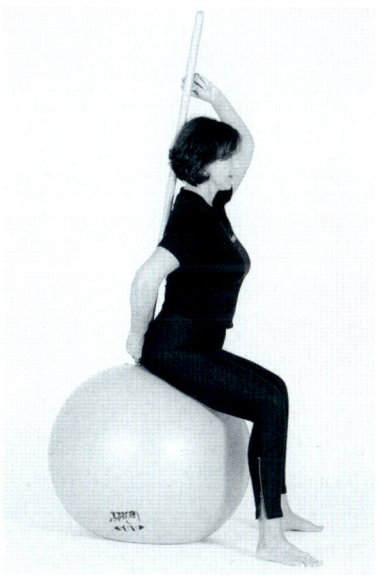

Abb. **1.33**

1.4.7 Haltungskorrektur im Training

Die wichtigste Achse bei der Haltungskorrektur ist die Körperlängsachse.

Diese Körperlängsachse, zusammen mit der Ansteuerung der zentralen Stabilisation (Transversusspannung – Beckenbodenspannung), muss in jeder Ausgangslage aufgebaut und kann immer wieder reaktiviert werden. Diese beiden Informationen bewirken segmentale Organisation und Sicherheit.

Da eine Trainingslektion zeitlich meist knapp bemessen ist, müssen diese Hinweise kurz und verständlich sein und korrekte Ausdrücke verwendet werden. Es gibt kein „gesundes Hohlkreuz", sondern nur eine natürliche Lordose.

Das Lernen über Beobachten, Schauen und Nachahmen ist in der Bewegung sehr wichtig. Das heißt, der Trainer hat für Haltung und Bewegungsqualität eine wichtige Vorbildfunktion (vgl. Abb. **1.34**).

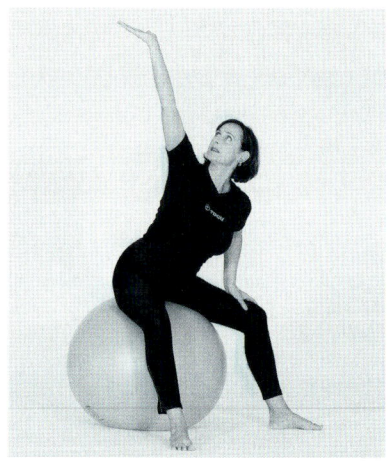

Abb. **1.34**

Bewegung fördert die aufrechte Haltung. Bewegung ist eine der Möglichkeiten, festgefahrene Gewohnheiten zu beeinflussen. Wertvoll sind diese Bewegungen dann, wenn sie im ganzen Bewegungsradius ausgeführt werden, der Akzent jedoch ganz deutlich in die eingeschränkte Richtung gesetzt wird (s. S. 40ff.).

1.4.8 Fehlerquellen und Überkorrektur

Der häufigste Fehler des Haltungsaufbaues ist, anstatt das Brustbein zu heben, das Brustbein nach vorn zu schieben oder die Schultern zurückzuziehen (Abb. **1.35**).

In der Praxis erlebe ich oft, wie Teilnehmer, sobald sie Haltungsveränderungen zulassen, als nächsten Schritt eine Überkorrektur vornehmen, weil sie derart begeistert sind von diesem neuen Körpergefühl. Der Thorax wird dann entweder zu hoch hinaufgezogen oder zusätzlich nach vorn geschoben.

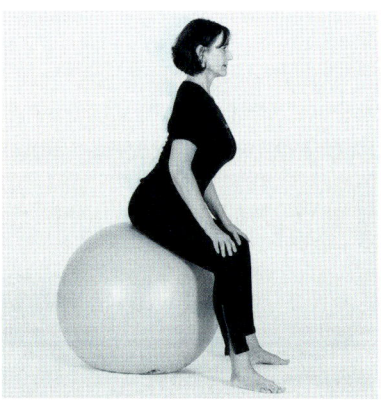

Abb. **1.35**

Das führt wieder zu einer Drucksituation in der WS (Übergang LWS zur Brustwirbelsäule [BWS]) und verkleinert das Atemvolumen in den Rücken-rippen. Häufig passiert dies auch Trainern, wenn sie die aufrechte Haltung extrem gut zeigen wollen.

1.4.9 Missverständnisse ausschließen – Über die Arbeit mit Bildern

Viele Trainer lieben es, mit Bildern zu arbeiten, z. B. ein Faden zieht den Kopf nach oben usw. Ich habe die Erfahrung gemacht, dass solche Bilder meist gut gemeint sind, von den Teilnehmern aber häufig missverstanden werden. Die Aufforderung: „Ziehen Sie den Bauchnabel ein!", kann 4–5 verschiedene (Bewegungs-)Arten mit erfinderischem Muskeleinsatz bewirken, von denen der größte Teil falsch oder gar belastend ist. Prüfen Sie deshalb immer, ob die Teilnehmer verstehen, was Sie mit einem Bild genau meinen.

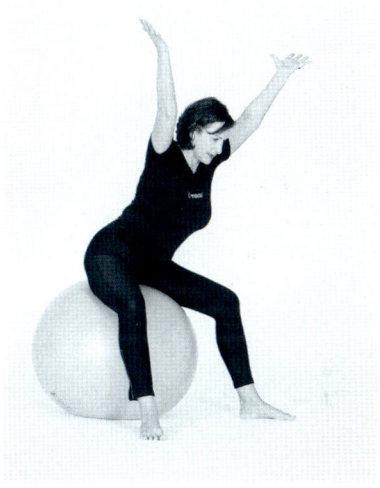

Abb. **1.36**

Gegenbewegung zur Beugehaltung auf dem ABS-Ball

Je länger eine Fehlhaltung (Sitzhaltung) schon besteht, desto intensiver ist die motorische Bahnung, das neurologische Muster, sie wird zur Gewohnheit, zur Normalität.

Bewegung ist eine der Möglichkeiten, diese festgefahrenen Gewohnheiten zu beeinflussen. Wertvoll sind diese Bewegungen, wenn sie im ganzen Bewegungsradius ausgeführt werden, der Akzent wird jedoch deutlich in die eingeschränkte Richtung, also in die Streckung, Außenrotation und/oder Abduktion gesetzt (Abb. **1.36**).

Dieser Akzent, hier z. B. der Außenrotation, kann unterschiedlich ausgeführt werden:

- Die Bewegung in die Zielrichtung (Außenrotation) wird langsamer ausgeführt (Innenrotation 1 Takt, Außenrotation 3 Takte).

- Die Position am Bewegungsende wird einen Moment gehalten.

- Am Bewegungsende werden verstärkende Reize gesetzt.

- Das Bewegungsende wird gehalten, anschließend werden fortlaufende Bewegungen ausgeführt.

Diese und weitere Möglichkeiten lassen sich auch choreographisch gut umsetzen. (s. S. 48ff.)

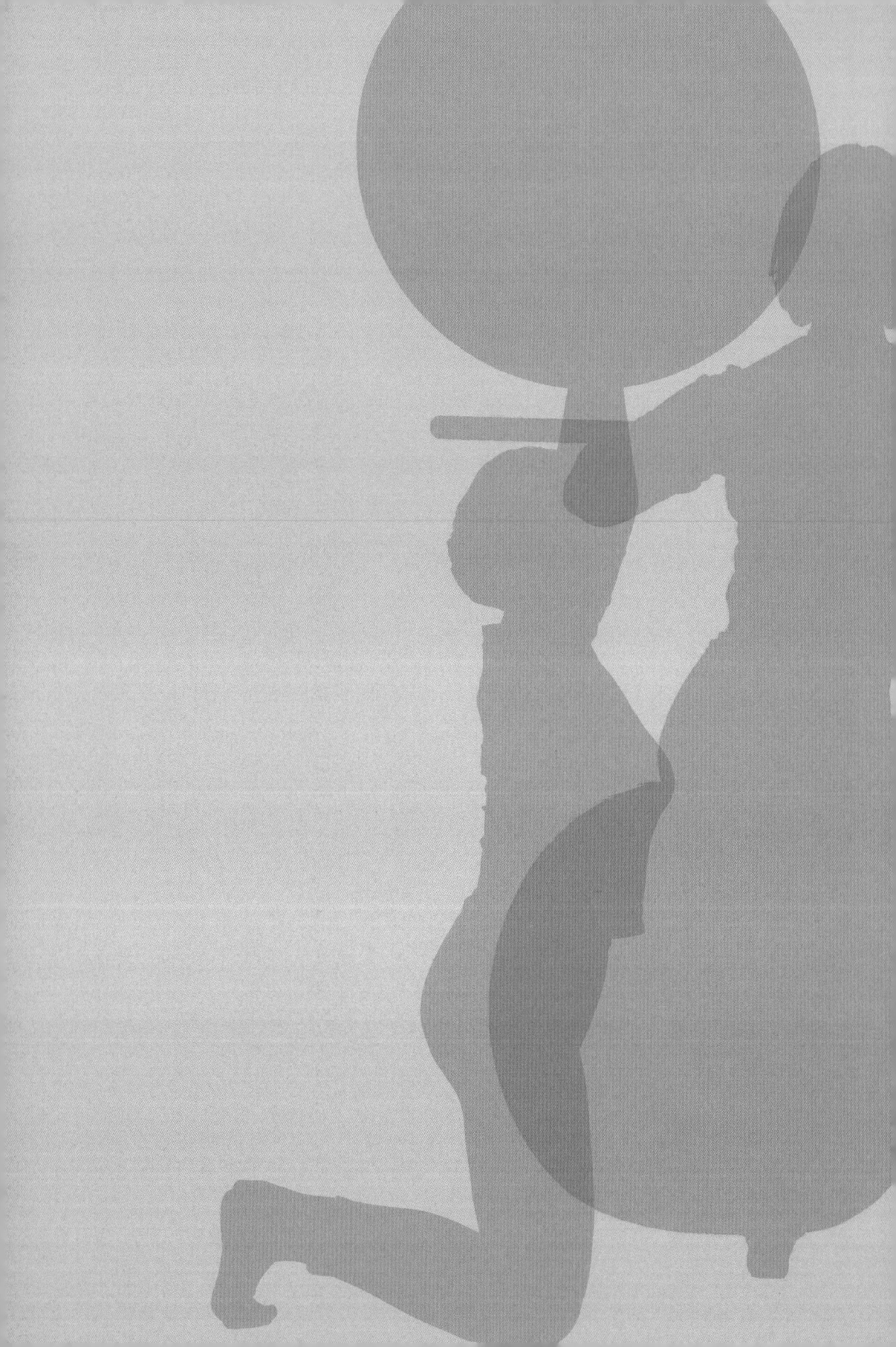

2

PRAXIS

2.1 Tipps für die Praxis

2.1.1 Trainieren mit dem ABS-Ball

Die vielen vorgestellten Übungen sehen erheblich leichter aus, als sie sind. Wichtig ist, den Teilnehmern genügend Zeit zu lassen, die Bewegung und die Stabilisation zu finden. Das Ziel der Übungen ist die Sensomotorik, die Koordination, Stabilisationsfähigkeit und die Ausdauerkraftfähigkeit der Teilnehmer zu verbessern. Somit ist der Fokus auf Training und Prävention gelegt und nicht auf Therapie.

Jedes Training auf labiler Unterlage fordert immer zusätzlich Stabilisation, Gleichgewicht und Reaktion, das gibt dem Training einen großen Mehrwert. Alle Übungen müssen, wie es jeder Trainer gewohnt ist, immer auf die Zielgruppe und das Trainingsniveau angepasst werden, sodass das Training Freude macht und nicht Überforderung und Angst auslöst.

Mehr präzise Stabilisation

Das Besondere dieses Buches ist, dass die stabilisierenden Systeme – die lokalen bzw. segmentalen wie die globalen Stabilisatoren – willentlich in die Übungen einbezogen werden. Die segmentalen Stabilisatoren werden im Voraus in niedriger Intensität aktiviert. Diese Aktivität soll anschließend während der ganzen Übungsdauer gehalten werden. Wichtig: Die Aktivität der stabilisierenden Muskeln soll tief sein.

Empfohlener Übungsaufbau:

- Einnehmen der aufrechten Körperhaltung in der Ausgangslage

- Ansteuern/Aktivieren der lokalen Stabilisatoren

- Ausführen der Bewegung

Übungsdauer

Bei Ausdauerkraft sprechen wir von aerober Energiebereitstellung der globalen Muskulatur. Es wird eine Spannungsdauer von 60–180 Sekunden (teils sogar bis 200 Sekunden) bis zur Ermüdung empfohlen. Diese Empfehlung bezieht sich auf die globale Muskulatur.

Bei der lokalen Muskulatur geht es nicht um eine Zeitempfehlung, da diese immer „arbeiten" muss. Die lokale Muskulatur arbeitet aerob in tiefer Intensität, diese soll während der Übung gehalten werden können.

Achtung:

Üblicherweise wird die kontrollierte Ansteuerung in zu hoher Intensität ausgeführt, was dazu führt, dass die globale Muskulatur die Arbeit übernimmt, was nicht beabsichtigt ist.

Innerhalb der oben genannten Zeit können die Choreographien umgesetzt werden.

Wiederholung

- Die Übungen dürfen so oft wiederholt und in unterschiedlichen Geschwindigkeiten ausgeführt werden, bis eine Ermüdung eintritt.

34

- Pro Muskelgruppe können 1–3 Sets oder 1–3 unterschiedliche Übungen ausgeführt werden.

- Als Steigerung kann der Bewegungsweg halbiert oder gedrittelt werden.

- Als zusätzliche Variante können am Bewegungsende Endkontraktionen ausgeführt werden.

- Um die Durchblutung anzuregen, sollen nach den Endkontraktionen 1–2 Wiederholungen in mittlerem Bewegungstempo im ganzen Bewegungsradius ausgeführt werden.

- Mobilisationen zwischen den Sets und nach der Übung fördern die Durchblutung und somit die Erholung.

2.1.2 Bewegungstempo

Um eine Bewegung zu lernen, muss sie langsam ausgeführt werden. Die Wiederholungen sollen ebenfalls langsam beginnen und das Tempo allmählich gesteigert werden.

- Der Bewegung geht eine Pressatmung voraus.

- Während der Übung wird die Atmung angehalten.

Beispiel für eine Bewegungschoreographie

2 Wiederholungen super slow = jeder Weg 4 Takte

4 Wiederholungen slow = jeder Weg 2 Takte

8 Wiederholungen Singles = jeder Weg 1 Takt

8 Endkontraktionen = kleine Pumpbewegungen

2 Wiederholungen slow = jeder Weg 2 Takte

Alles zusammen ergibt 2 Musikbogen à 32 Takte.

Fehler

Übungen müssen abgebrochen werden, wenn folgende Fehler auftreten:

- Die Körperposition ist nicht korrekt.

- Die Bewegung ist nicht korrekt.

Gute Technik

Eine gute Trainingstechnik bedeutet, dass die Bewegungen mit dynamischstabiler Körperhaltung kontrolliert und harmonisch ausgeführt werden können und die Muskelspannung während der Wiederholungen nie losgelassen wird.

Trainingsqualität

- Die gewählten Übungen müssen physiologisch und somit „sicher" sein.

- Die Übungen müssen zielgerichtet sein, das gewollte Resultat produzieren, alltags- oder sportartspezifisch oder körperformend sein.

- Das Training muss motivieren, Spaß machen.

- Die Teilnehmer sollen das Training mit einem Gefühl von „Erfolg und Befriedigung" verlassen.

Gute Methodik

Ein guter Trainer

- begleitet die Teilnehmer wie ein Coach mit klaren kurzen Anweisungen,

- spricht eine deutliche Körpersprache und hat eine vorbildliche Körperhaltung,

- beobachtet die Teilnehmer aufmerksam und korrigiert angemessen,

- ermutigt, motiviert und lobt die Teilnehmer,

- verlangt ein Feedback und nimmt dieses ernst.

Vorbildfunktion der Trainer

Der Trainer muss nicht nur die Bewegungen präzise vorzeigen, sondern sich auch vor und nach dem Training in einer natürlichen aufrechten Körperhaltung präsentieren, selbst eine aufrechte Haltung leben.

Personal Training mit dem Ball

Der Ball eignet sich besonders, das Körper- und Bewegungsgefühl zu verbessern und die Stabilisation zu üben – entweder als Teil eines anderen Trainings oder als eigentliches Training.

2.1.3 Exemplarischer Lektionsaufbau eines Group Trainings mit dem ABS-Ball, Schwerpunkt Körperhaltung

Haltungssensibilisierung (HS), 1 Minute

Nach der Begrüßung können kurze und prägnante Haltungsinformationen gegeben und bestimmte Begriffe erklärt werden, sodass sich das Verständnis und das Know-how der Teilnehmer für die Haltung vertiefen kann. Das Training wird mit dem Aufbau der Längsspannung begonnen.

Warm-up und Mobilisation, 5–8 Minuten

Das Warm-up und die Gelenksmobilisationen finden in einem angenehmen Tempo (120–130 BPM) statt, so können die Bewegungen stressfrei ausgeführt und Hinweise über Haltungskontrolle sowie Achsenführung umgesetzt werden.

Stabilität, 2–8 Minuten

Die lokalen Stabilisatoren können immer wieder gesucht und angesteuert werden, entweder im Voraus als eigentliche Übungssequenz, oder direkt im Übungsaufbau einer Kraftübung.

Übungsaufbau (Kräftigung), 30–45 Minuten

- Ausgangsposition einnehmen

- willentliches Ansteuern der lokalen Stabilisatoren

- langsames und dynamisch-stabiles Ausführen der Bewegung

- zurück in die Endstellung, die der Ausgangsposition entspricht

- Bewegungstempo variieren

- Bewegungsweg variieren
- Übungsauswahl und Übungsabfolgen (s. S. 52ff.)

Nachdehnen, 5–8 Minuten

Das Nachdehnen wird genutzt, um speziell diejenigen Muskeln zu dehnen, die im Alltag überwiegend konzentrisch angesteuert sind: die Beuger, die Innenrotatoren und die Adduktoren. Das Nachdehnen eignet sich hervorragend, um eine Körperwahrnehmungsübung einzufügen, eine kleine Insel der Ruhe und Entspannung.

Gegenbewegung zur Beugehaltung, 2 Minuten

Die Lektion wird mit einer aktiven Streckung abgeschlossen (s. S. 48ff.).

Spielerischer Zugang: Der Ball hat einen großen spielerischen Aufforderungs-Charakter. Dieser soll genutzt werden, auch um sich mit dem Ball vertraut zu machen, sei dies Prellen des Balles, jonglieren mit dem Ball, drauf „federn" – alles, was Spaß macht.

In diesen freien und kreativen Übungen wird weder speziell auf die Körperhaltung noch auf die segmentale Stabilisation hingewiesen.

Übung 1

Jonglieren des Balles (Abb. **2.1 a**).

Jonglieren des Balles abwechslungsweise mit der rechten und der linken Hand (Abb. **2.1 b**).

Ball jonglierend an andere Trainierende weitergeben (Abb. **2.1 c**).

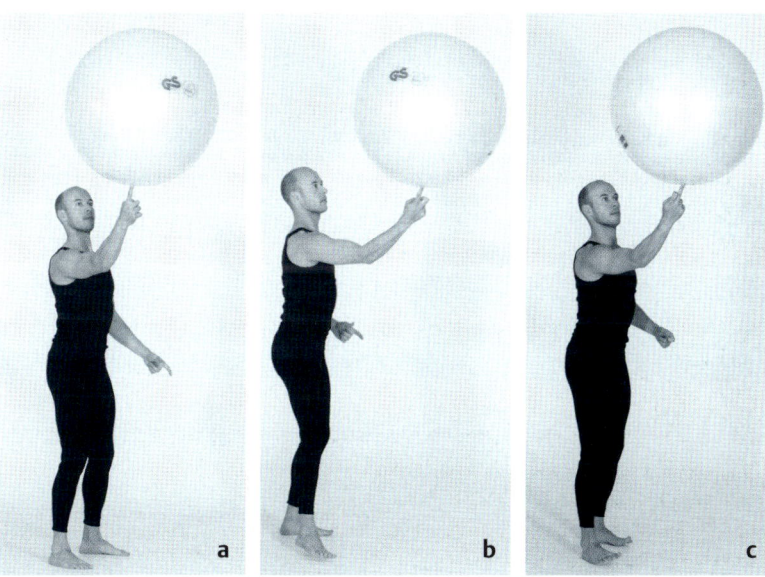

Abb. **2.1 a–c**

Übung 2

Jonglieren des Balles und gleichzeitig Sitzen auf einem Ball (Abb. **2.2 a**).

Gleiche Übung mit der rechten und linken Hand abwechselnd (Abb. **2.2 b, c**).

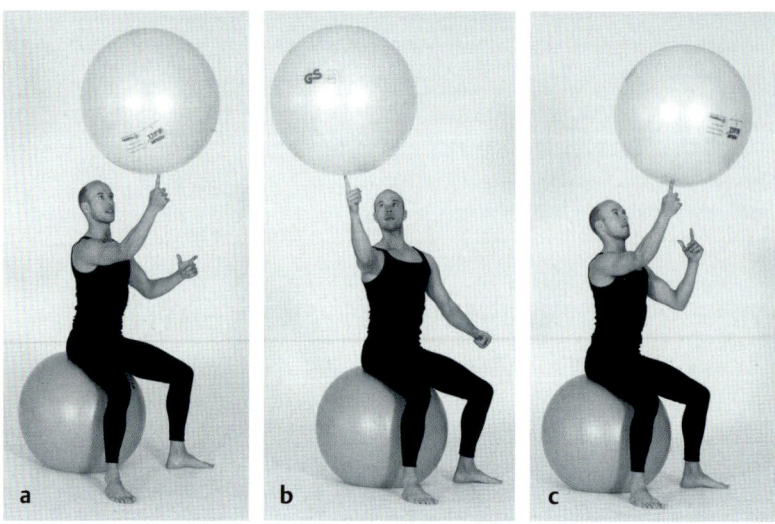

Abb. **2.2 a–c**

Übung 3

Balancieren im Vierfüßlerstand (Abb. **2.3 a**).

Aus dem Vierfüßler- in den Kniestand (Abb. **2.3 b**).

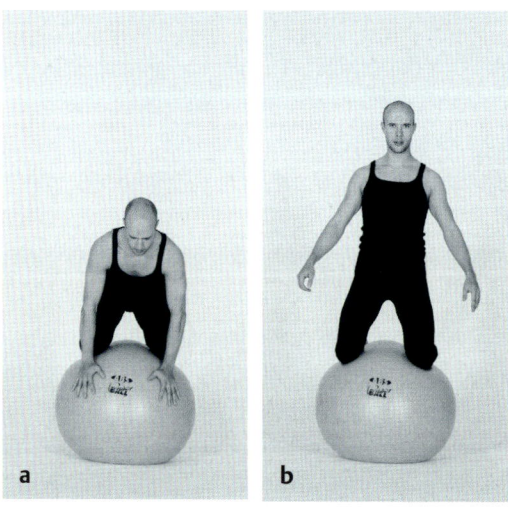

Abb. **2.3 a, b**

Übung 4

Aus dem Kniestand fangen und werfen (Abb. **2.4 a**).

Unterschiedliche Bälle (Größe, Gewicht) aus unterschiedlichen Richtungen fangen und werfen (Abb. **2.4 b**).

Aus dem Kniestand Übungen mit 2 Bällen (Abb. **2.4 c**).

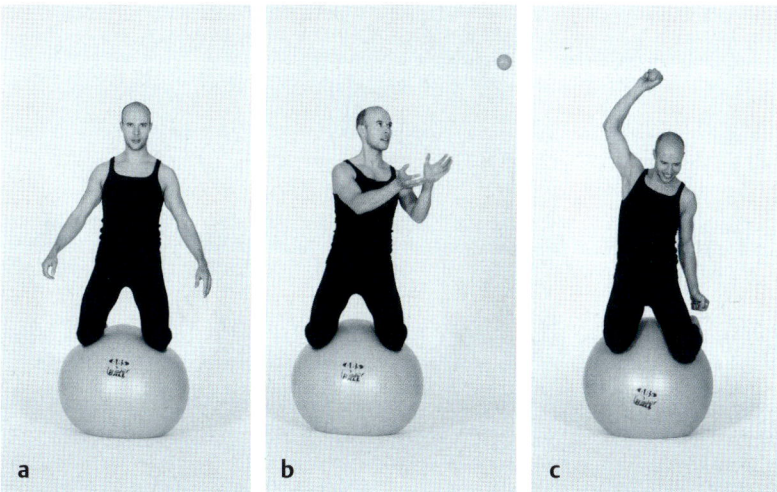

Abb. **2.4 a–c**

Übung 5

Federn in unterschiedlicher Intensität und Höhe (Abb. **2.5 a, b**).

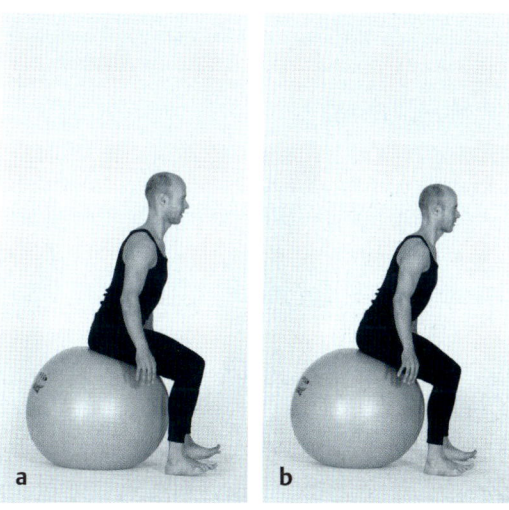

Abb. **2.5 a, b**

39

Übung 6

Federn bis in die Standposition (Abb. **2.6 a–d**)

Beliebte und wertvolle Übungen sind auch alle liegenden Positionen, Drehungen aus der liegenden Position, alle Geschicklichkeitsübungen.

40

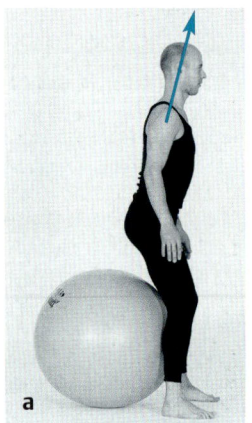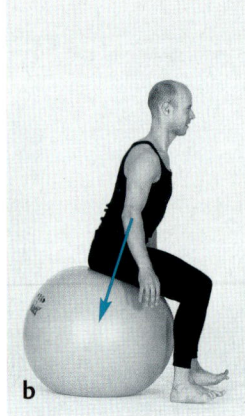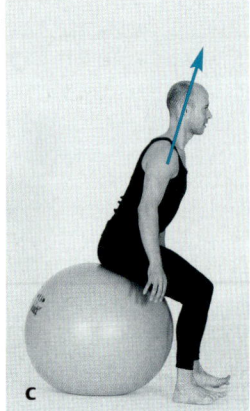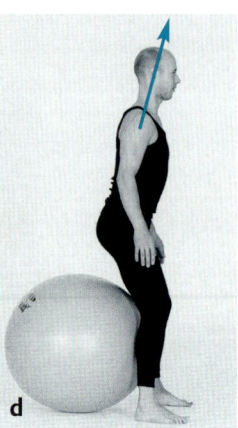

Abb. **2.6 a–d**

2.2 Übungsauswahl

2.2.1 Stabilitäts- und Kräftigungsübungen mit dem ABS-Ball

Mobilisation zum Aufwärmen und Einstimmen mit dem Ball

Als Mobilisationen bezeichnen wir Bewegungen im größtmöglichen Bewegungsradius.

Mobilisationen sind für die Gelenke sowie für die Bewegungskontrolle äußerst wertvoll. Sie aktivieren die Produktion der Gelenkflüssigkeit und regen, abgesehen vom gesamten Stoffwechsel, besonders den Gelenkstoffwechsel an.

Die isolierten Bewegungen mit gleichzeitig kontrollierter Ausgangsstellung dienen zusätzlich dem Bewegungslernen und der Körperkontrolle.

Die großen Bewegungen sind ein wertvoller Ausgleich zu den belastenden, monotonen kleinen Bewegungen des Alltags. Sie werden langsam und kontrolliert im maximalen Bewegungsradius ausgeführt. Alle Bewegungen, in allen möglichen Freiheitsgraden des betreffenden Gelenks, werden empfohlen.

Um in den einzelnen Übungen weiterlaufende Bewegungen zu kontrollieren, können Gelenke bewusst stabilisiert oder ausgleichende Gegenbewegungen initiiert werden. Beispiel: Rumpfrotation. Um eine weiterlaufende Bewegung des Oberkörpers in den Hüft- und Kniegelenken zu verhindern, kann das Becken entweder bewusst stabilisiert oder eine Gegenrotation vom Becken aus initiiert werden.

Die hier vorgestellte Auswahl kann unendlich ergänzt und erweitert werden.

Mobilisation der Wirbelsäule Richtung Beugung und Streckung

Für die Mobilisationen der Wirbelsäule den Oberkörper auf nach außen rotierten Händen abstützen. Der Bewegungsakzent soll in der Streckung gesetzt werden, die Körperlängsspannung soll immer aufrechterhalten bleiben.

41

Übung 1

Mobilisation der WS – Initialbewegung Flexion und Extension der BWS, die Hände sind nach außen rotiert abgestützt (Abb. 2.7 a–c).

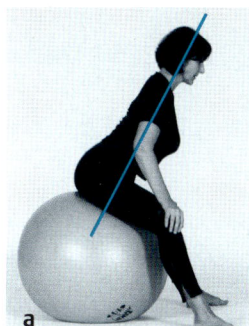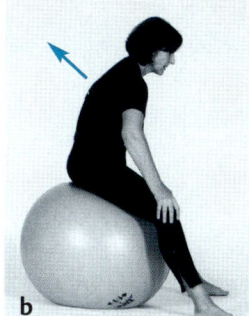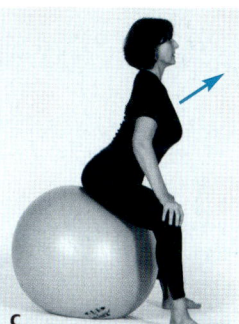

Abb. 2.7 a–c

Übung 2

Mobilisation der WS – Initialbewegung Aufrichten und Kippen des Beckens (Abb. 2.8 a–c).

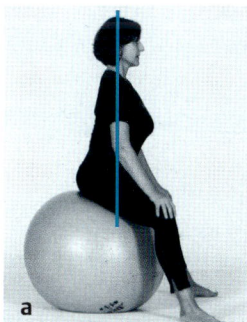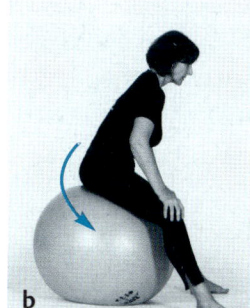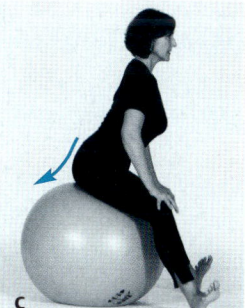

Abb. 2.8 a–c

Übung 3

Innen- und Außenrotation der Schulter und der Arme, der Akzent ist in der Außenrotation (Abb. **2.9 a**).

Am Bewegungsende der Außenrotation verstärkende Endkontraktionen setzen (Abb. **2.9 b**).

Die Bewegung in die BWS weiter laufen lassen (Abb. **2.9 c**).

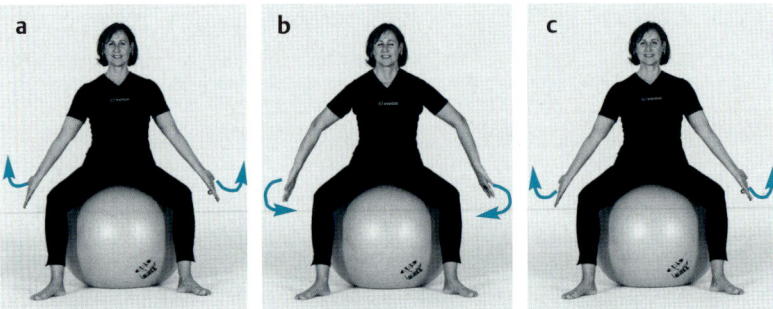

Abb. **2.9 a–c**

Übung 4

Die Bewegung in die BWS weiter laufen lassen (Abb. **2.10 a, b**).

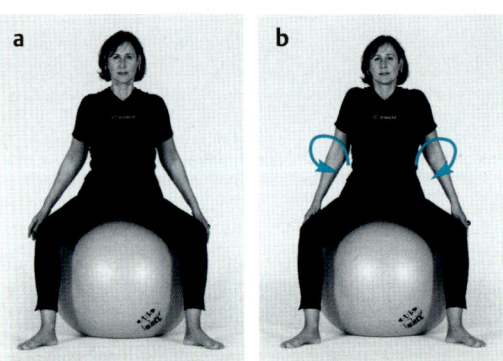

Abb. **2.10 a, b**

Übung 5

Thorax nach vorn und nach hinten schieben, die weiterlaufende Bewegung führt zwar zu einer leichten Flexion in der BWS, das Ziel der Bewegung ist jedoch der Schub des Thorax nach vorn und zurück (Abb. **2.11 a–c**).

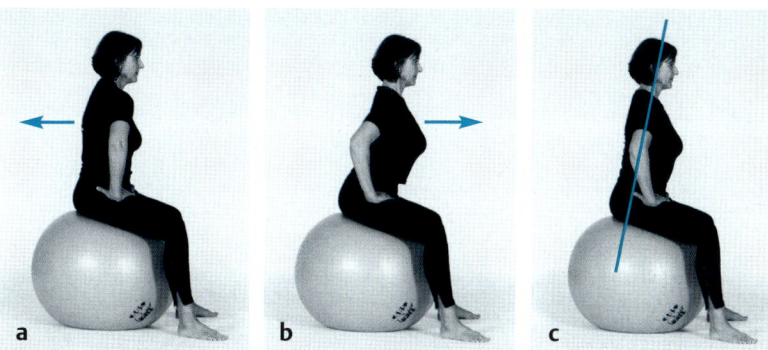

Abb. **2.11 a–c**

Übung 6

Das Becken von Seite zu Seite verschieben – Thorax bleibt mit Längsspannung stabil (Abb. **2.12 a–c**).

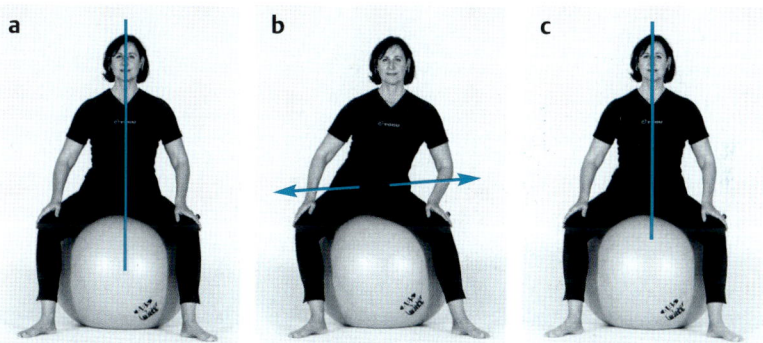

Abb. **2.12 a–c**

Übung 7

Schulter heben und senken – Arme sind nach außen rotiert und vor der Körper-längsachse platziert Abb. **2.13 a, b**).

In der gesenkten Position verstärkende Endkontraktionen nach unten setzen (Abb. **2.13 c**).

44

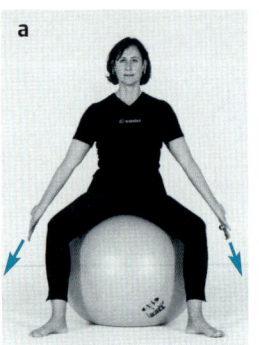
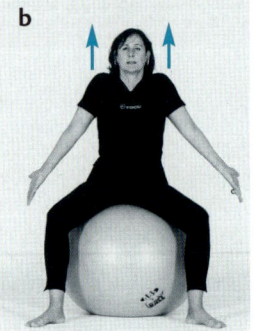
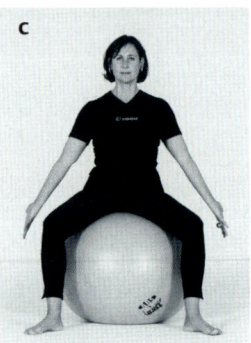

Abb. **2.13 a–c**

Übung 8

Rotationen der HWS von Seite zu Seite, die Arme bleiben nach außen rotiert, die Schultern replatziert, der Körper in Längsspannung (Abb. **2.14 a, b**).

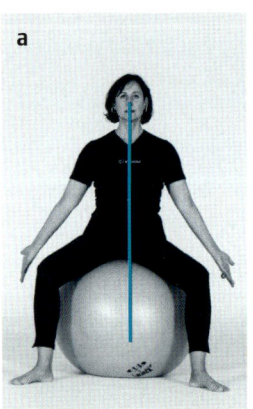
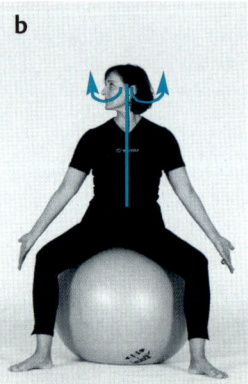

Abb. **2.14 a, b**

Übung 9

Seitneigung des Kopfes, die Arme bleiben nach außen rotiert, die Schultern replatziert, der Körper in Längsspannung (Abb. **2.15 a, b**).

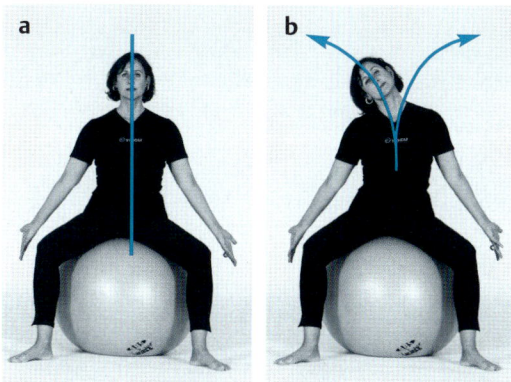

Abb. **2.15 a, b**

Übung 10

Kopf mit viel Längsspannung in Thorax und Hals nach vorn beugen und zurück nach neutral bringen (Abb. **2.16 a, b**).

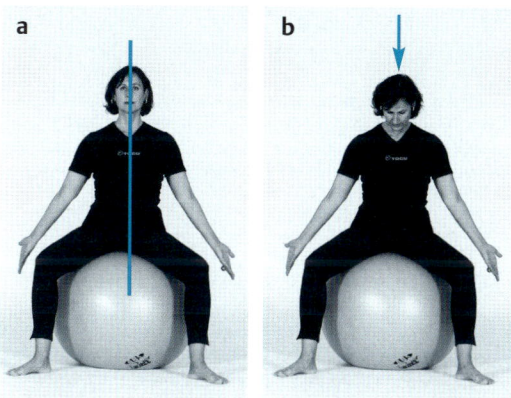

Abb. **2.16 a, b**

Übung 11

Retraktion und Protraktion der Schulterblätter. Die Schulterblätter hinten zusammen und auseinander ziehen (Abb. **2.17 a, b**).

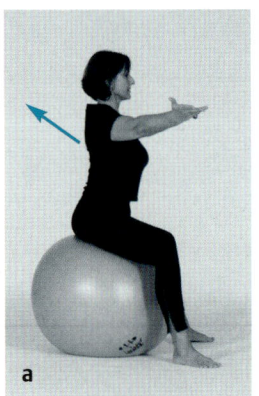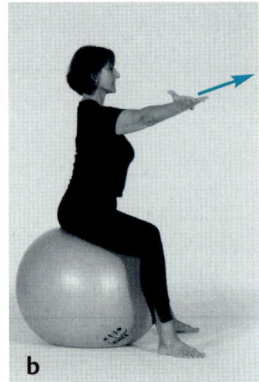

Abb. **2.17 a, b**

Übung 12

Thorax mit Längsspannung zur Seite schieben, das Becken bleibt neutral und stabil (Abb. **2.18 a, b**).

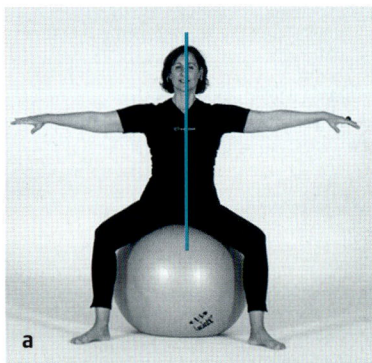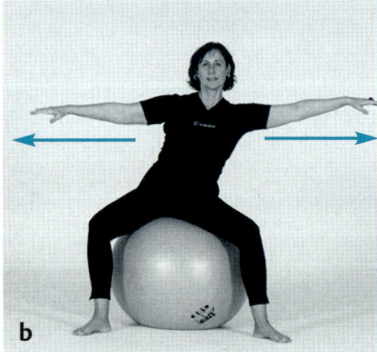

Abb. **2.18 a, b**

Übung 13

Seitneigung des Thorax mit Längszug durch Strecken eines Armes nach oben, Blick Richtung Zughand (Abb. **2.19 a, b**).

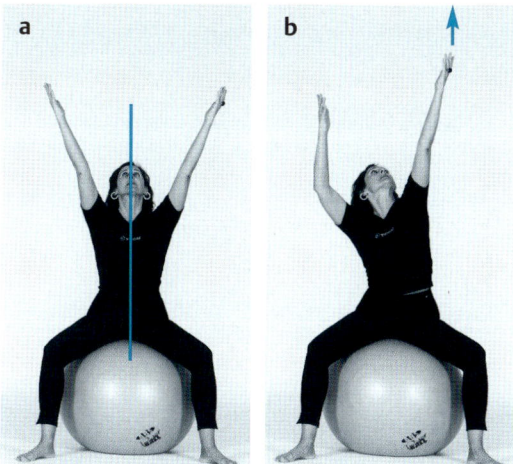

Abb. **2.19 a, b**

Übung 14

Seitneigung des Thorax durch Ziehen eines Armes nach oben und einer Hand in die funktionelle Ausgangstellung Hand/Schulter mit Blick in die gesenkte Hand (Abb. **2.20 a, b**).

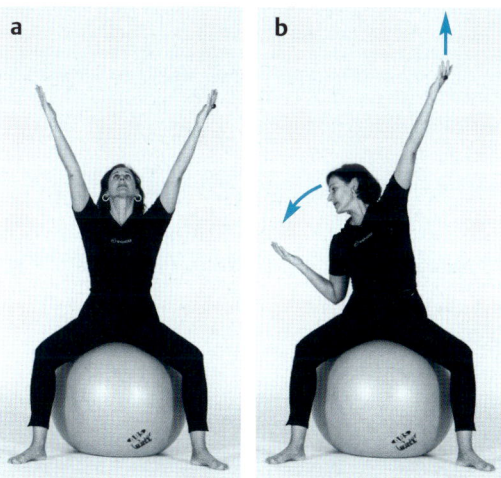

Abb. **2.20 a, b**

Übung 15

Rotation der BWS – Die Arme sind in der Bewegungsachse platziert, die Schultern bleiben gesenkt, Kopf und Blick bleibt frontal (Abb. **2.21 a**). Kopf und Blick in Richtung vorderer Arm (Abb. **2.21 b**).

48

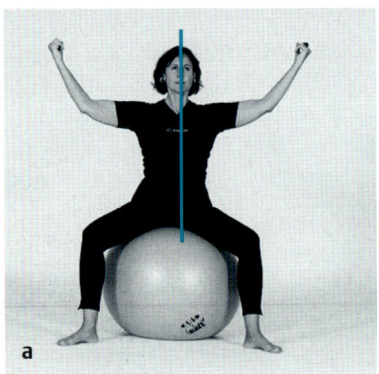 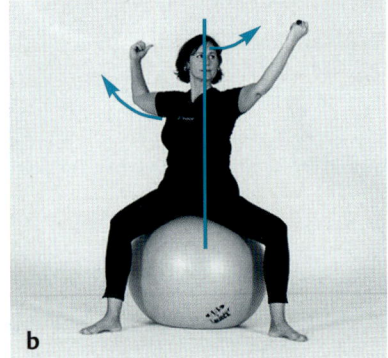

Abb. **2.21 a, b**

Gegenbewegung zur Beugehaltung

Das Ziel der Gegenbewegung ist, die übliche monotone Alltagskörperhaltung auszugleichen.

Im Alltag durch den Einfluss der Schwerkraft, durch einseitiges und eingeschränktes Bewegungsverhalten und durch monotones Sitzen arbeiten die unterschiedlichen Muskelfunktionsgruppen einseitig.

Die Beugemuskulatur sowie die innenrotierende und adduzierende Muskulatur arbeiten konzentrisch, die Strecker, die Außenrotatoren und die Abduktoren überwiegend exzentrisch. Wird diese Einseitigkeit nicht immer wieder aufgelöst, führt dies zu neuromuskulären Dysbalancen.

Die Vorstellung, dass man sich im Alltag immer oder meist aufrecht bzw. in neutraler Gelenkposition bewegt, ist illusorisch und auch nicht unbedingt nötig. Wichtig ist, dass diese überwiegenden Beugepositionen sich nicht einseitig verfestigen und eine aufrechte Haltung oder Bewegung im maximalen Bewegungsradius bremsen oder verhindern. Die Gegenbewegung ist die perfekte Übung, um dies zu verhindern, bzw. Beugung/Streckung, Innenrotation/Außenrotation und Adduktion/Abduktion vollumfänglich zu erhalten oder zu verbessern.

Übung 1

In der Ausgangslage mit den Armen vor der Körperlängsachse Außenrotationen mit den Armen ausführen, am Bewegungsende die Außenrotation mit Endkontraktionen verstärken (Abb. 2.22 a). Den gestreckten Thorax nach vorn neigen, anschließend die Arme nach hinten ziehen und in dieser Streckung die Schulterblätter nach unten ziehen (Abb. 2.22 b). Mit replatzierten (gesenkten) Schulterblättern die Arme nach vorn und oben bringen. Diese Streckung mit einer intensiven Transversusspannung kontrollieren. Atmen. Im maximalen Bewegungsradius die Arme über hinten nach unten führen, die WS mobilisieren (Abb. 2.22 c).

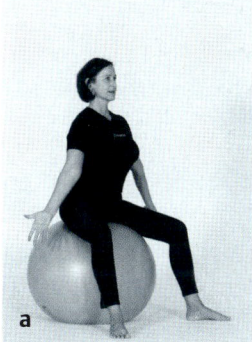 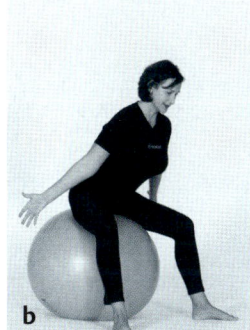 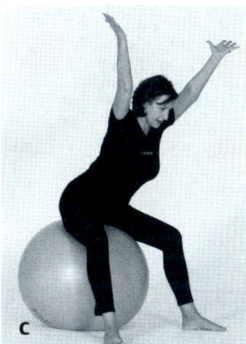

Abb. **2.22 a–c**

Übung 2

Der gleiche Übungsablauf kann mit einem Arm ausgeführt werden, während der andere Arm die Streckung des Thorax unterstützt. Diese Variante eignet sich besonders für Teilnehmer, die noch nicht über die geforderte Streckkraft im Thorax verfügen, oder wenn die Übung anschließend mit einer Rotationsbewegung erweitert werden soll (Abb. 2.23 a–c).

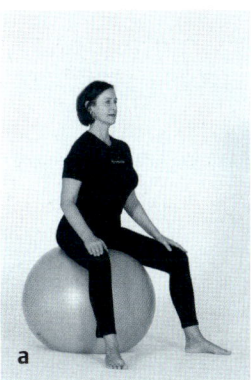 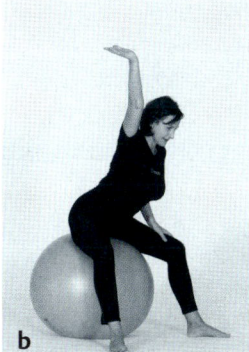 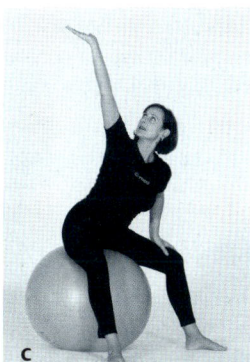

Abb. **2.23 a–c**

Übung 3

Gegenbewegung mit Rotation. Kann die Streckung/Außenrotation/Abdukktion stabil und gut ausgeführt werden, kann diese mit einer Rotation in BWS und WS erweitert werden. Der abgestützte Arm kann die Streckung wie die Rotation verstärken (Abb. **2.24 a, b**).

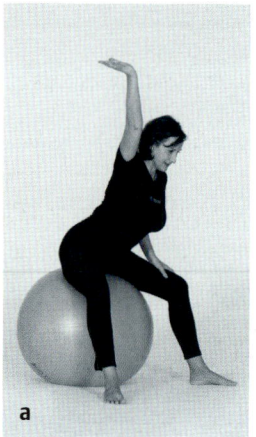 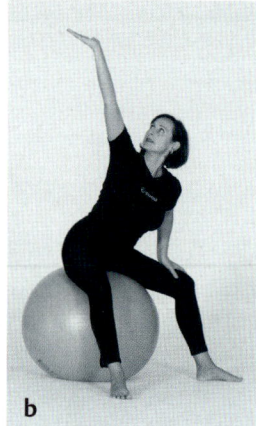

a   b

Abb. **2.24 a, b**

Ansteuern und Trainieren der Rumpfstabilisatoren

Um die tiefen stabilisierenden Muskeln zu finden und zu spüren, braucht es Ruhe und Zeit, Selbst- und Tiefenwahrnehmung.

Nach einer präzisen Information soll der Teilnehmer die Aufmerksamkeit in denjenigen Muskel- oder Körperbereich bringen, in dem die Kontraktion stattfinden soll. Da die lokalen Stabilisatoren „Gelenkverschiebungsverhinderer" sind, muss die willkürliche Aktivierung ohne Bewegung und mit minimaler Kokontraktion der globalen Muskeln ausgeführt werden.

Die lokalen Stabilisatoren des Rumpfes können via Kokontraktion über den Beckenboden oder über den M. transversus abdominis oder über die Mm. multifidi angesteuert werden. Für das Training eignen sich die Beckenbodenmuskulatur und der M. transversus abdominis.

Suchen und Finden des Transversus

In unterschiedlichen Körperpositionen die Fingerspitzen oberhalb des Schambeins in den Bauch sinken lassen, dann die Bauchdecke vom Schambein her sanft nach innen und nach oben ziehen und halten und gleichzeitig weiteratmen. Die schräge und der gerade Bauchmuskel sollen dabei entspannt bleiben.

Suchen und Finden des Beckenbodens

Die Beckenbodenmuskulatur wird in einer neutralen Position (physiologische Lendenlordose mit gehobenem

Brustbein) am optimalsten angesteuert. Es soll weder das Gesäß noch der gerade Bauchmuskel arbeiten. Eine gute Vorstellung ist, die Sitzbeinhöcker, das Schambein und das Steißbein zusammen zu ziehen (Richtung Damm). Die Aktivität sollte nicht im Anusbereich, sondern im ganzen Beckenboden wahrgenommen werden können.

Zu empfehlen:

Es empfiehlt sich sehr, durch Tasten (selbst) z. B. des Hüftknochens zu kontrollieren, ob sich die Körperhaltung oder die Beckenposition verändert. Da nicht jeder Teilnehmer von der gleichen Ausgangsposition guten Zugang zu den Muskeln hat, werden verschiedene Suchübungspositionen empfohlen.

Trainerempfehlung

- Ausweichbewegungen beobachten und mitteilen.
- Darauf achten, dass die Teilnehmer weiteratmen, die Atmung jedoch nicht vorgeben.
- Mobilisationen zur Entspannung durchführen.
- Kontrolle: Es dürfen kein Schmerz und keine Erschöpfung eintreten, eine Ermüdung der Konzentration ist in Ordnung. Eine muskuläre Ermüdung ist ein Zeichen von Kompensation.

Beachtung möglicher Fehlerquellen

Bei folgenden Veränderungen der Körperposition und -haltung handelt es sich um Ausweichbewegungen. Angenommen werden muss, dass die gewünschte lokale Muskulatur nicht angesteuert wurde, wenn

- das Becken sich bewegt (Aufrichtung wie Kippung),
- die Brustbein-Schambein-Linie sich verkürzt,
- der Bauch nach außen gepresst wird,
- die Rippen zusammengezogen werden,
- der Brustkorb nach vorn geschoben wird,
- der Beckenboden nach außen gepresst wird (nicht sichtbar),
- die Atmung unterbrochen wird.

Ausführungsempfehlungen:

- Übungsposition in physiologischer Lendenlordose einnehmen.
- Aufmerksamkeit in den Unterbauch oder den Beckenboden bringen.
- Langsam die Muskulatur anspannen.
- Die Kontraktion ca. 10 – 15 Sekunden halten, gleichzeitig weiteratmen.
- Die Kontraktion langsam loslassen.
- 5–10 Wiederholungen ausführen.
- Durch Selbstberührung die Muskelaktivität und die Körperpositionen kontrollieren.

51

Übung 1

In stehender aufrechter Haltung den Unterbauch und/oder den Beckenboden nach innen ziehen, die Muskulatur in Magenbereich bleibt so ruhig wie möglich (Abb. **2.25**).

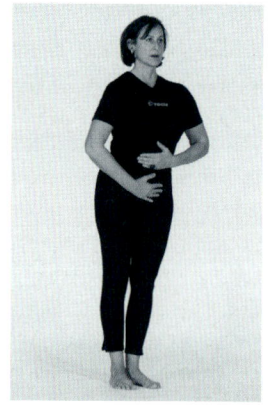

Abb. **2.25**

Übung 2

In sitzender aufrechter Haltung den Unterbauch und/oder den Beckenboden nach innen ziehen (Abb. **2.26**).

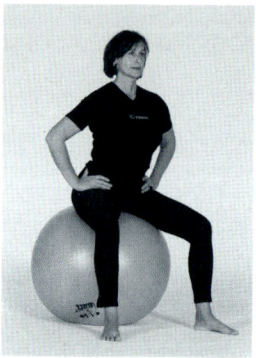

Abb. **2.26**

Übung 3

Den gestreckten Thorax nach vorn neigen, den Bauch nach außen sinken lassen und dann vom Schambein her nach innen und oben ziehen. Beide Bewegungen, Bauch nach außen sowie Bauch nach innen, zulassen. Das Becken und die WS bewegen sich nicht (Abb. **2.27 a**). Gleiche Übung mit mehr Neigung (Abb. **2.27 b**).

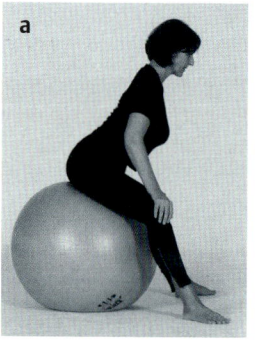
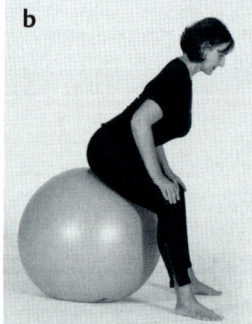

Abb. **2.27 a, b**

Übung 4

Den Bauch von der Auflagefläche des Balls nach oben heben, halten und weiteratmen. Das Becken und die WS dürfen sich nicht bewegen, es ist keine Bauchbewegung sichtbar, nur spürbar (Abb. 2.28).

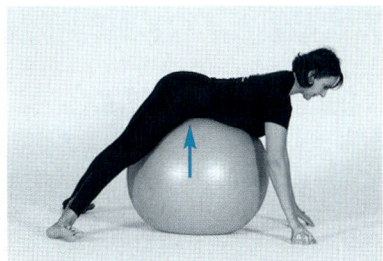

Abb. 2.28

Übung 5

In liegender neutraler Position den Unterbauch und/oder den Beckenboden nach innen und oben ziehen (Abb. 2.29).

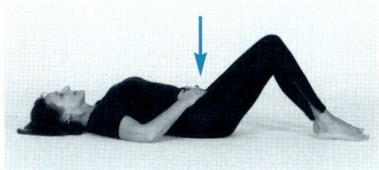

Abb. 2.29

Übung 6

Gleiche Position wie Übung 5. Abwechslungsweise einen Fuß wenige Millimeter vom Boden anheben, die LWS und das Becken dürfen sich nicht bewegen (Abb. 2.30 a, b).

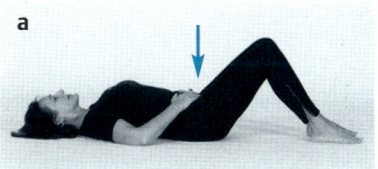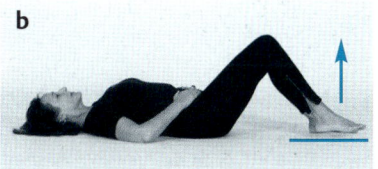

Abb. 2.30 a, b

Übung 7

Ausgangsstellung: Übung 6, dann abwechslungsweise ein Bein in eine 90/90/90°-Position bringen, die LWS und das Becken dürfen sich nicht bewegen (Abb. **2.31 a–c**).

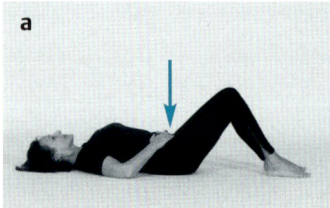 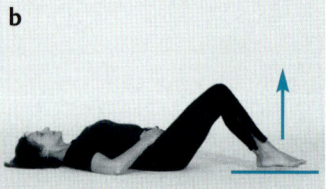 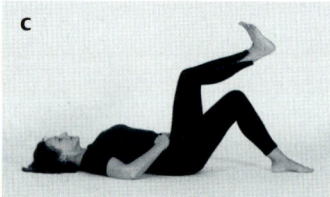

Abb. **2.31 a–c**

Übung 8

Ausführung Übung 7. Das zweite Bein zusätzlich in die 90/90/90°-Position bringen, die LWS und das Becken dürfen sich nicht bewegen. Die Position halten, atmen und kontrollieren, dass der Transversus konzentrisch arbeitet, der Bauch also drinnen bleibt (Abb. **2.32 a–d**).

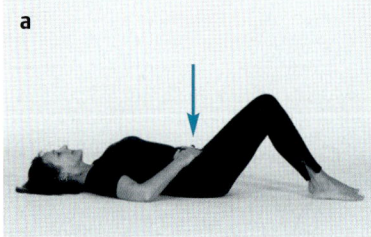 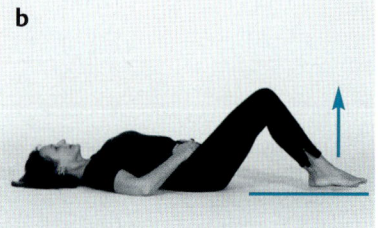

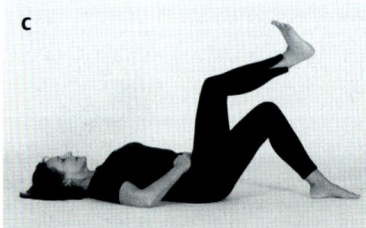 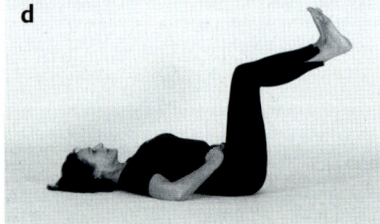

Abb. **2.32 a–d**

Kann diese Übung erfolgreich durchgeführt werden, sind die Teilnehmer für funktionelles Bauchtraining mit und ohne Ball, für die Übungen der Rumpfkontrolle und komplexe Ganzkörperübungen bereit. Der nächste Schritt ist die Rumpfkontrolle.

Bewegungskontrolle des Thorax mit und ohne Ball

Übung 1

Aufrechte Haltung und Ansteuerung des Transversus (zentrale Stabilisation) (Abb. 2.33 a). Beugen der Knie (Abb. 2.33 b). Neigen und Aufrichten des Thorax ohne jegliche Bewegung in der WS (Abb. 2.33 c). Je tiefer die Neigung, desto anspruchsvoller ist die Übung.

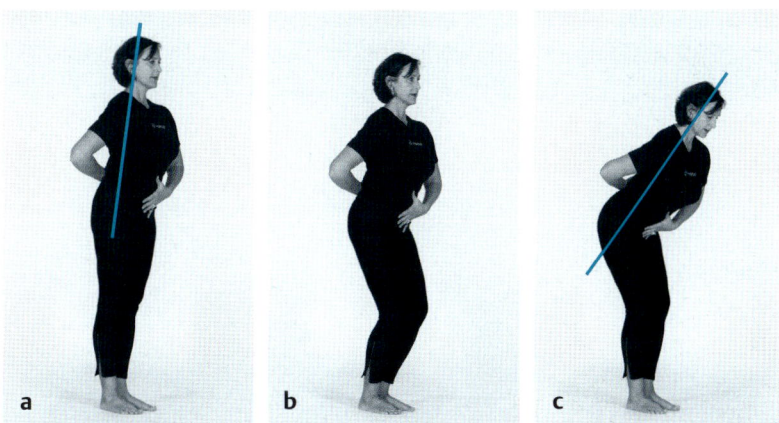

Abb. 2.33 a–c

Übung 2

Neigen und Aufrichten des Thorax ohne jegliche Bewegung in der WS, zur Kontrolle der WS eignet sich ein Stab als Hilfsmittel (Abb. 2.34 a–c). Je tiefer die Neigung, desto anspruchsvoller ist die Übung.

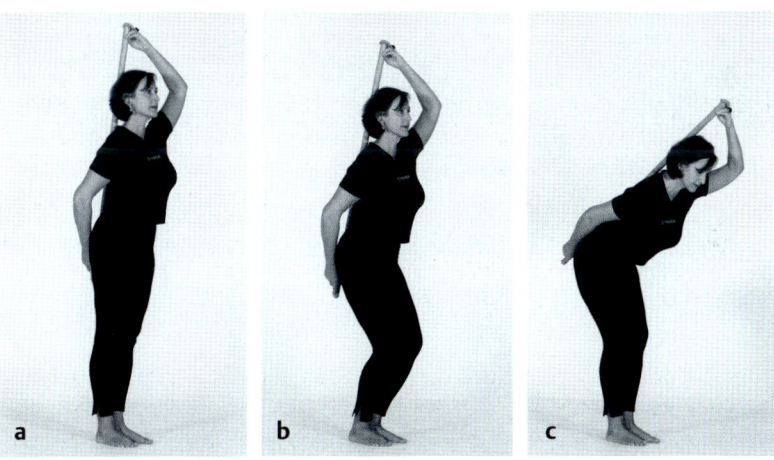

Abb. 2.34 a–c

Übung 3

Das Klötzchenspiel nach Klein-Vogelbach: Die Neigung und das Aufrichten des Thorax auf dem Ball, die LWS und der Transversus werden mit den Händen kontrolliert (Abb. **2.35 a, b**).

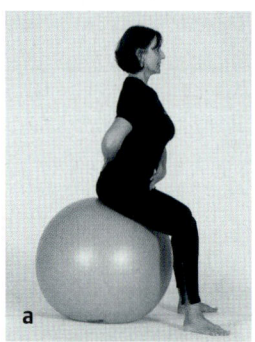
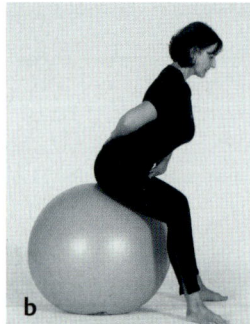

Abb. **2.35 a, b**

Übung 4

Die Neigung und das Aufrichten ohne jegliche Bewegung in der WS mit einem Stab als Hilfsmittel (Abb. **2.36 a, b**).

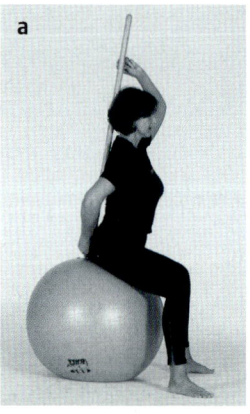
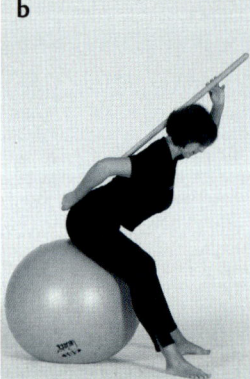

Abb. **2.36 a, b**

Übung 5

Neigen und Aufrichten des Thorax ohne jegliche Bewegung in der WS mit dem Ball als Zusatzgewicht (Abb. **2.37 a, b**).

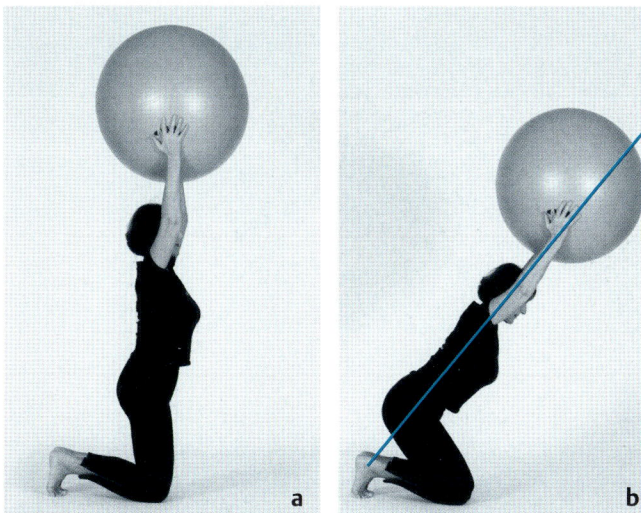

Abb. **2.37 a, b**

Langsam kontrollierte Rumpfkontrolle

Übung 1

In aufrechter Haltung die zentrale Stabilisation ansteuern (Abb. **2.38 a**). Abwechslungsweise einen Vorfuß anheben, der Körper bleibt so ruhig wie möglich (Abb. **2.38 b**). Abwechslungsweise den Fuß ganz wenig anheben, der Körper bleibt so ruhig wie möglich (Abb. **2.38 c**).

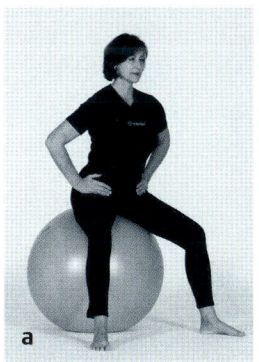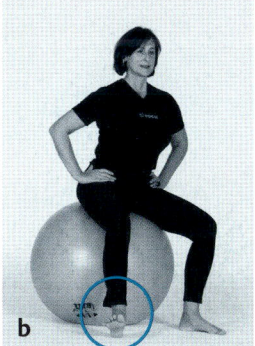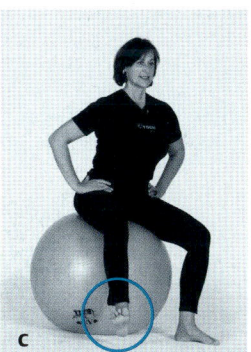

Abb. **2.38 a–c**

Übung 2

Zur Unterstützung der Haltungskontrolle mit einem Stab als Hilfsmittel arbeiten (Abb. **2.39 a**). Abwechslungsweise einen Fuß ganz wenig anheben, der Körper bleibt so ruhig wie möglich (Abb. **2.39 b**).

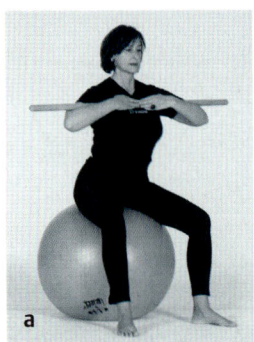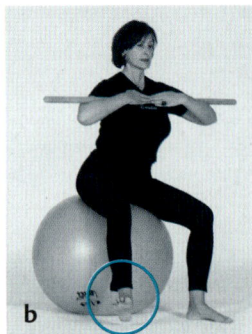

Abb. **2.39 a, b**

Übung 3

Ausgangslage: aufrechte Haltung mit zentraler Stabilisation (Abb. **2.40 a**). Rotation zu einem Bein (Abb. **2.40 b**). In der Rotation mit maximal möglicher Längsspannung den Fuß ganz wenig anheben, der Körper bleibt so ruhig wie möglich (Abb. **2.40 c**).

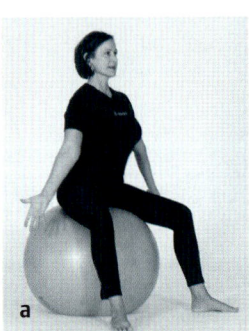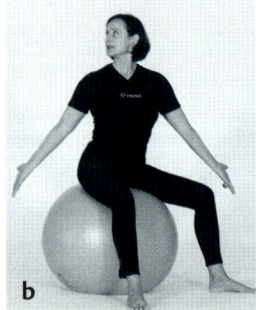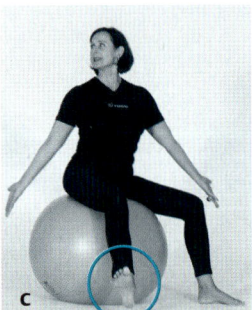

Abb. **2.40 a–c**

Übung 4

Ausgangslage: aufrechte Haltung mit zentraler Stabilisation und Stab (Abb. **2.41 a**). Rotation zu einem Bein, Anheben des Vorfußes (Abb. **2.41 b**). In der Rotation mit maximal möglicher Längsspannung den Fuß ganz wenig anheben, der Körper bleibt so ruhig wie möglich (Abb. **2.41 c**).

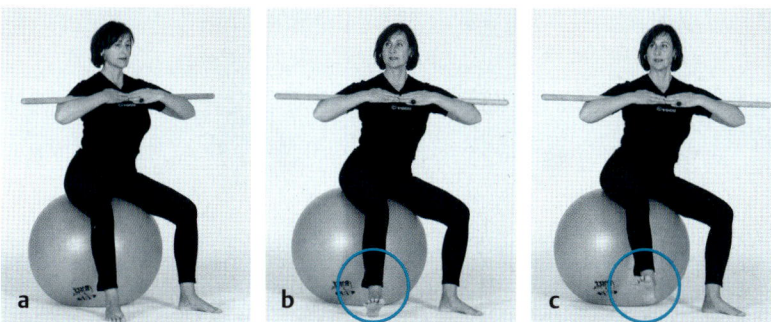

Abb. **2.41 a–c**

Dynamische Rumpfkontrolle

Übung 1

Abwechslungsweise ein Bein anheben, die Körperlängsspannung aufrechterhalten (Abb. **2.42 a, b**).

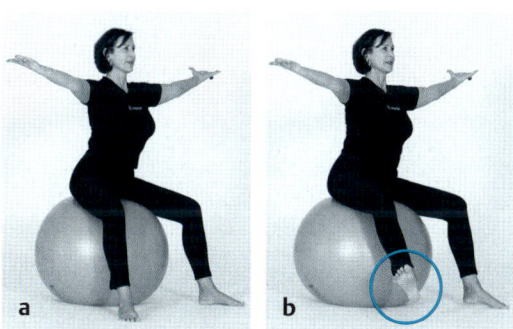

Abb. **2.42 a, b**

Übung 2

Dynamische Rumpfkontrolle mit Rotation: abwechslungsweise zu einem Bein rotieren, dieses anheben, die Körperlängsspannung aufrechterhalten (Abb. **2.43 a, b**).

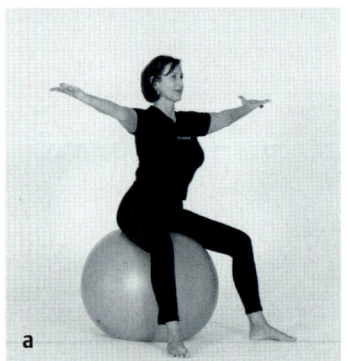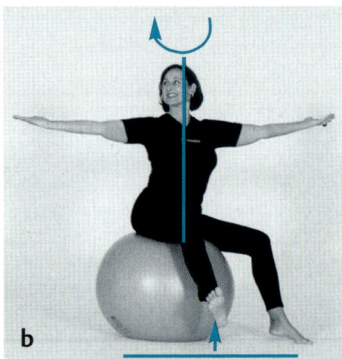

Abb. **2.43 a, b**

2.2.2 Übungen zur Verbesserung der Ganzkörperspannung

Ganzkörperspannungsübungen sind äußerst wertvoll. Sie verlangen viel Stabilisationskraft und verbessern diese somit auch. Gleichzeitig müssen funktionelle Muskelketten gut zusammenarbeiten, sonst können die einzelnen Übungen nicht ausgeführt werden. Der Bewegungsradius in den einzelnen Übungen soll so groß wie möglich sein, je größer er ist, desto anspruchsvoller ist die Übung.

Übungen für den Rumpf

Übung 1

In aufrechter Haltung mit zentraler Stabilisation die Unterarme auf den Ball auflegen. Den Ball vom Körper wegrollen. Die Knie leicht anheben (Abb. **2.44**).

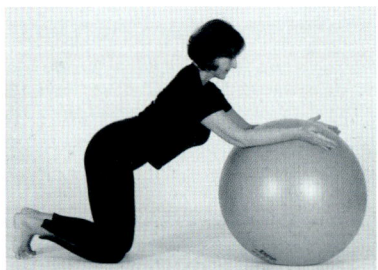

Abb. **2.44**

Übung 2

Im Kniestand die Hände auf dem Ball (Abb. **2.45 a**). Liegestütz (Abb. **2.45 b**).

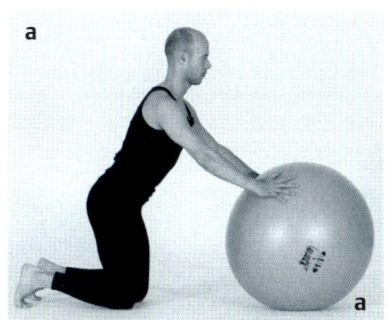
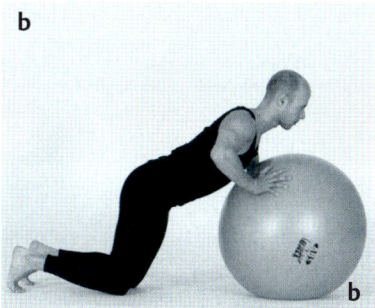

Abb. **2.45 a, b**

Übung 3

Ausgangslage: stehend (Abb. **2.46 a**). Unterschiedlich tiefe Liegestütz (Abb. **2.46 b**).

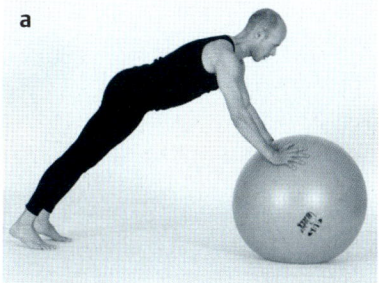
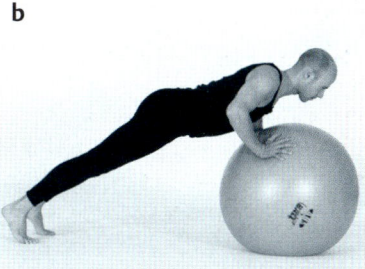

Abb. **2.46 a, b**

Übung 4

Liegestützposition (Abb. **2.47 a**). Den Ball an die Hände heranziehen und wieder wegrollen (Abb. **2.47 b, c**).

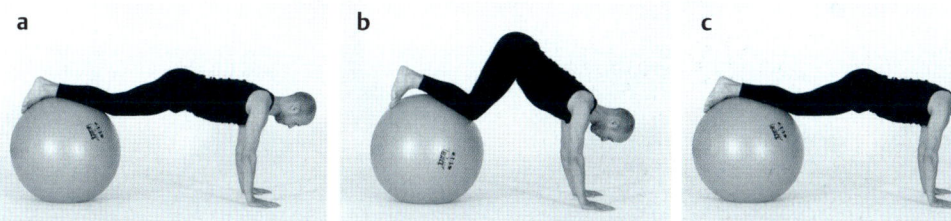

Abb. **2.47 a–c**

Übung 5

Liegestützposition (Abb. **2.48 a**). Den Ball direkt mit einer Rotation der Knie zur Seite bringen und direkt wieder zurück in die Ausgangslage (Abb. **2.48 b**).

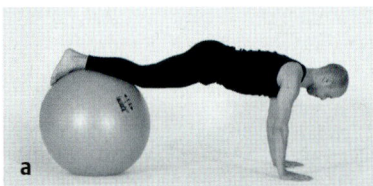 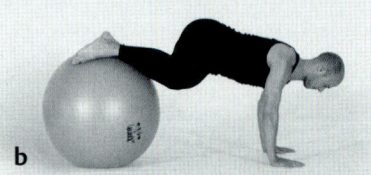

Abb. **2.48 a, b**

Übungen für Rumpf und Hüftgelenk

Übung 1

Ausgangslage: neutral (Abb. **2.49 a**). Die Beine strecken, den Ball wegrollen (Abb. **2.49 b**).

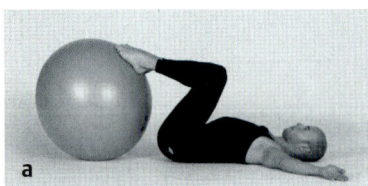 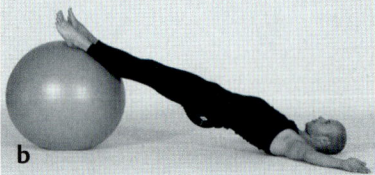

Abb. **2.49 a, b**

Übung 2

Ausgangslage: neutral (Abb. **2.50 a**). Die Beine strecken, den Ball wegrollen (Abb. **2.50 b**). Abwechslungsweise ein Bein wenig anheben (Abb. **2.50 c**).

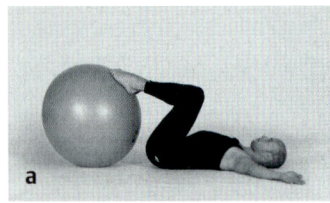 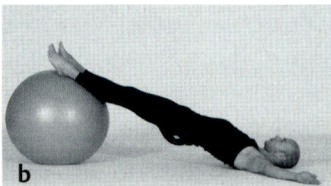 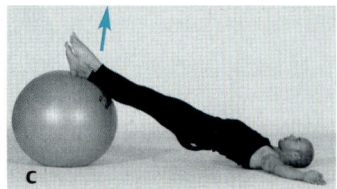

Abb. **2.50 a–c**

Übung 3

Aus neutraler Position die Beine strecken (Abb. 2.51 a). Die Arme anheben (Abb. 2.51 b). Abwechslungsweise die Arme heben und senken (Abb. 2.51 c).

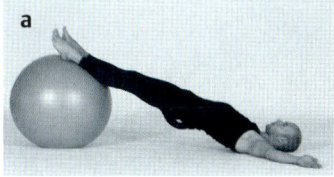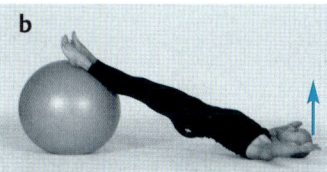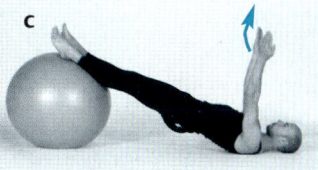

Abb. 2.51 a–c

Übung 4

Aus neutraler Position die Beine strecken (Abb. 2.52 a). Abwechselnd ein Bein leicht anheben (Abb. 2.52 b). Das Bein weit heben und wieder zurück in die Ausgangslage (Abb. 2.52 c).

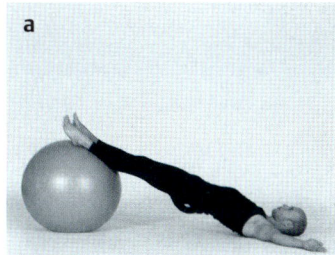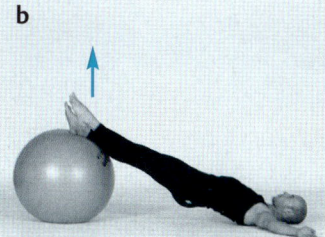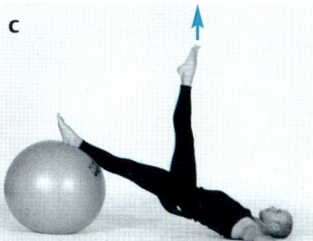

Abb. 2.52 a–c

Übung 5

Ausgangslage: neutrale Position mit physiologischer Lendenlordose (Abb. 2.53 a). Abwechslungsweise langsam ein Bein wenig vom Ball anheben, der Körper bewegt sich so wenig wie möglich (Abb. 2.53 b).

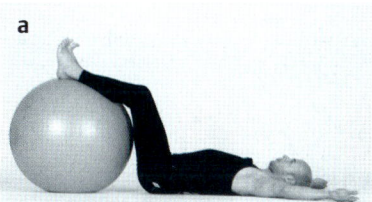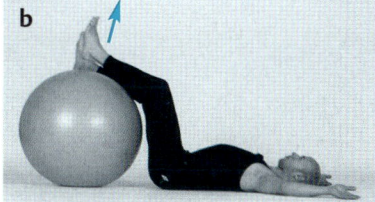

Abb. 2.53 a, b

Übung 6

Ausgangslage: Übung 5. Das gehobene Bein nach außen rotieren (Abb. **2.54 a–c**).

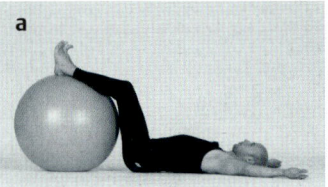 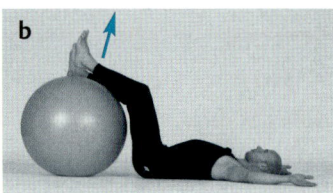 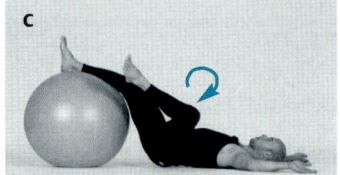

Abb. **2.54 a–c**

Übung 7

Ausgangslage: Übung 5. Das Bein weiter anheben, zusätzlich die Arme anheben (Abb. **2.55 a–d**).

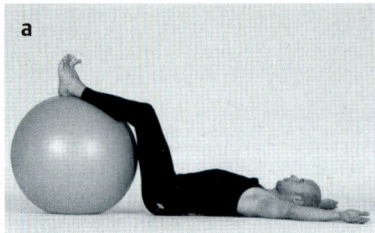 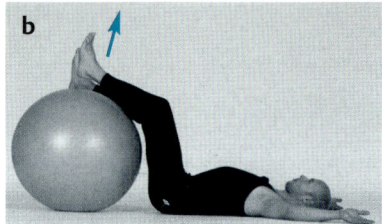

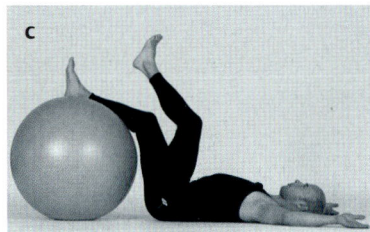 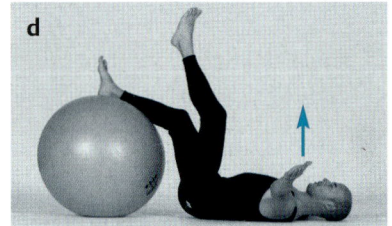

Abb. **2.55 a–d**

Übung 8

Ausgangslage: neutrale Position mit physiologischer Lendenlordose (Abb. **2.56 a**). Das Becken heben, die Lordose nicht aufgeben (Abb. **2.56 b**).

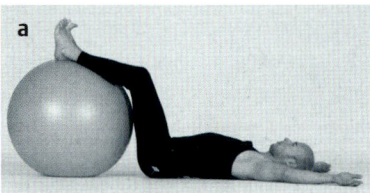 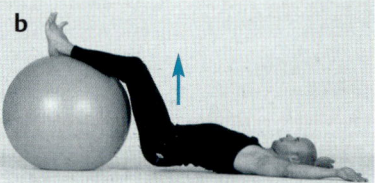

Abb. **2.56 a, b**

Übung 9

Ausgangslage: Übung 8. Abwechslungsweise ein Bein ein wenig anheben (Abb. 2.57 a–c).

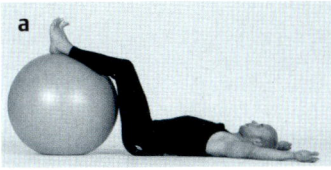 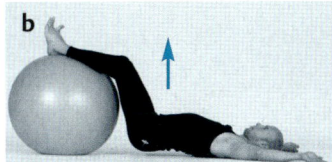 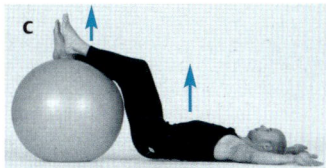

Abb. 2.57 a–c

Übung 10

Ausgangslage: Übung 9. Das Bein höher hinaufheben, zusätzlich die Arme vom Boden anheben (Abb. 2.58 a–d).

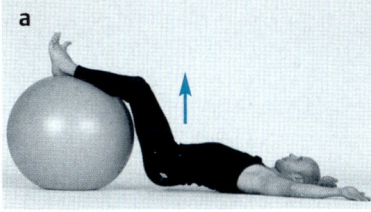 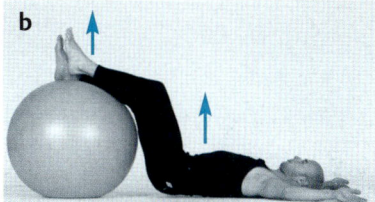

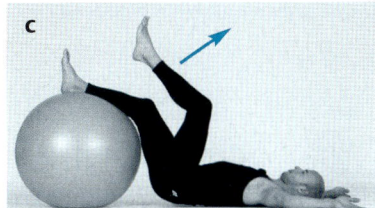 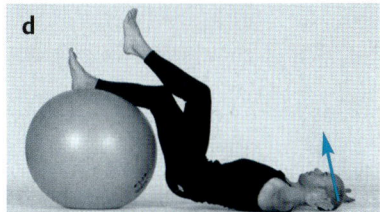

Abb. 2.58 a–d

Übung 11

Das Becken leicht angehoben, ein Bein in der Luft (Abb. 2.59 a). Das Bein nach außen rotieren und anschließend wieder zurück auf den Ball legen (Abb. 2.59 b).

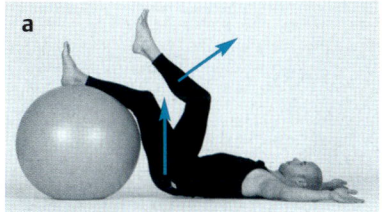 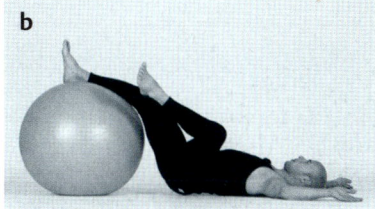

Abb. 2.59 a, b

Komplexübung 1

Aus der neutralen Position ein Bein anheben, adduzieren, abduzieren und wieder zurück auf den Ball legen (Abb. **2.60 a–c**).

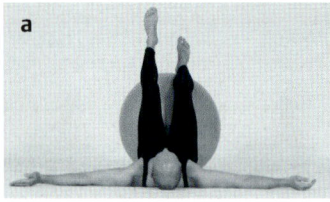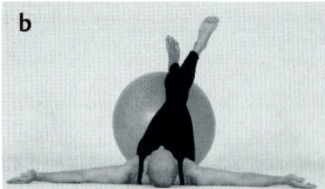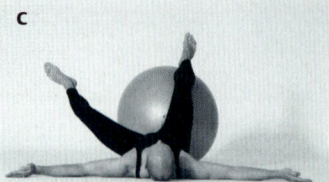

Abb. **2.60 a–c**

Die gleiche Übung wie oben mit angehobenen Armen (Abb. **2.61 a–c**).

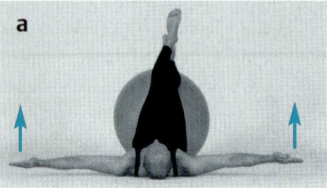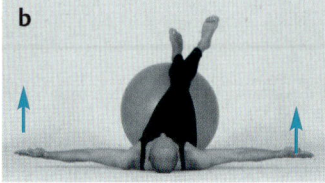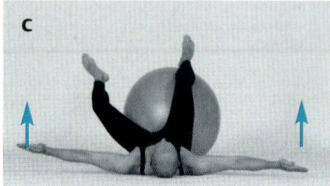

Abb. **2.61 a–c**

Weitere Variante: Die gleiche Übung wie oben mit angehobenem Becken.

Komplexübung 2

Aus der Ausgangslage mit den Füßen nach vorn gehen (Abb. **2.62 a**), mit dem Rücken über den Ball rollen (Abb. **2.62 b, c**). Die Arme nach oben strecken (Abb. **2.62 d**). Die Arme nach hinten strecken, die Beine strecken und mit wenig Schwung den Rückweg antreten (Abb. **2.62 e, f**).

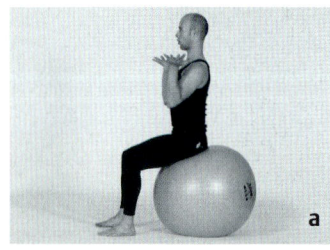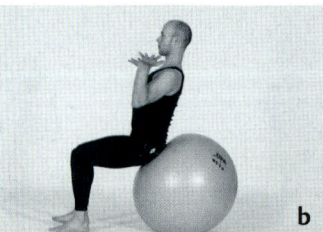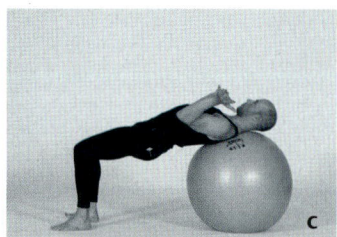
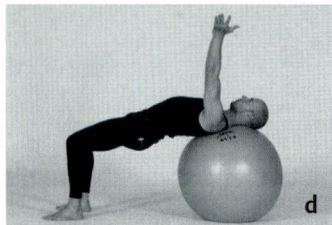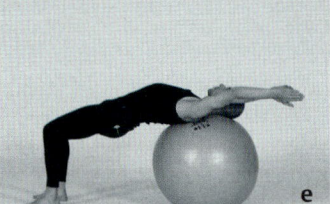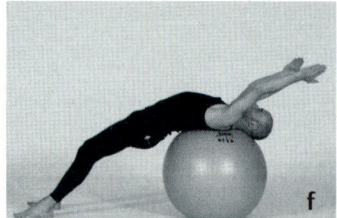

Abb. **2.62 a–f**

66

2.2.3 Bauch – Thorax – Ganzkörperspannung

Beim Bauchtraining kann der Ball auf zwei Arten wunderbar eingesetzt werden:

- Einerseits eignet er sich als Zusatzgewicht bei den funktionellen liegenden Bauchübungen,

- andererseits kann bei den Übungen auf dem Ball aus der Extension (Streckung) heraus gearbeitet werden, was einen größeren Bewegungsweg ermöglicht und gleichzeitig die Belastung der Bandscheiben erheblich reduziert.

Als Basis für funktionelles Bauchtraining müssen die Stabilisationsübungen von S. 52 ff. beherrscht werden. Die Grundübung aus der gleichen liegenden Position wird deshalb hier nochmals aufgezeigt.

Aktivieren und Nach-innen-Ziehen des Transversus (Abb. **2.63 a**), abwechslungsweise einen Fuß wenig anheben (Abb. **2.63 b**), ein Bein in eine 90/90/90°-Position bringen (Abb. **2.63 c**), das zweite Bein zusätzlich in die 90/90/90°-Position bringen (Abb. **2.63 d**). Die LWS und das Becken dürfen sich dabei nicht bewegen. Die Position halten, atmen und kontrollieren, dass der Transversus konzentrisch arbeitet, der Bauch also drinnen bleibt.

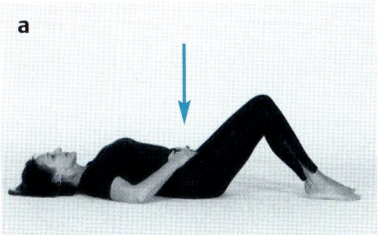
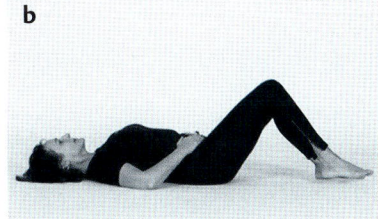
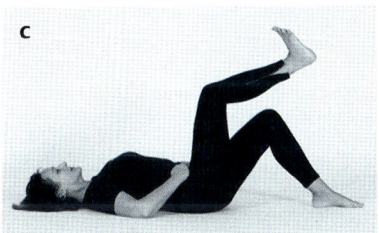
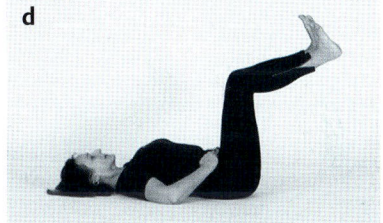

Abb. **2.63 a–d**

Funktionelles Bauchtraining mit dem Ball als Zusatzgewicht

Übung 1

Neutrale Position mit aktivem Transversus (Abb. **2.64 a**). Abwechslungsweise einen Fuß wenig anheben (Abb. **2.64 b**). Den Ball nach hinten und nach vorn transportieren, die LWS und das Becken dürfen sich nicht bewegen (Abb. **2.64 c**).

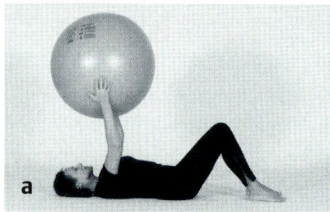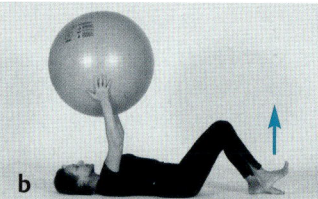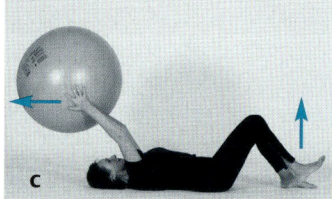

Abb. **2.64 a–c**

Übung 2

Aus der beschrieben Übung 1 in die 90/90/90°-Position, dann mit stabilisiertem Rumpf den Ball in unterschiedliche Richtungen bewegen (Abb. **2.65 a–c**).

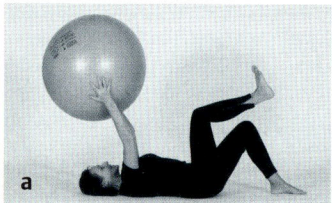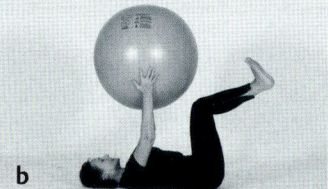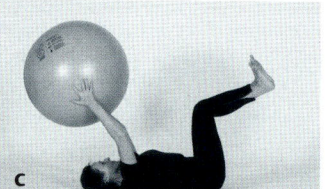

Abb. **2.65 a–c**

Übung 3

Ausgangslage 90/90/90° (Abb. **2.66 a**) wie in Übung 2 (Abb. **2.65 b**) aufgebaut. Kleine gerade Crunches (Abb. **2.66 b**) sowie kleine diagonale Crunches ausführen (Abb. **2.66 c**).

Crunches werden nur empfohlen, wenn die Teilnehmer den Transversus konzentrisch angesteuert halten können und nicht unter einen Beckenbodenschwäche leiden.

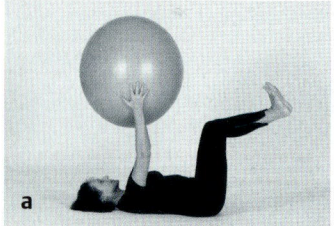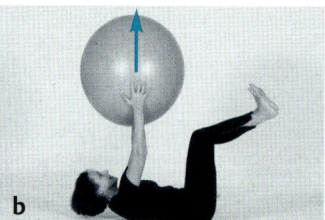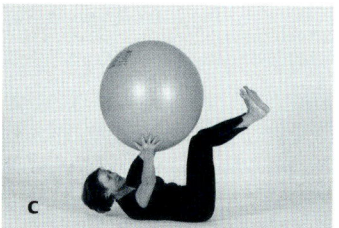

Abb. **2.66 a–c**

Übung 4

Ausgangslage 90/90/90° (Abb. **2.67 a**) wie in Abb. **2.65 b** aufgebaut. Abwechslungsweise die Beine und das Becken zur Seite bewegen, das Becken muss neutral bleiben, der Rumpf stabilisiert (Abb. **2.67 b**).

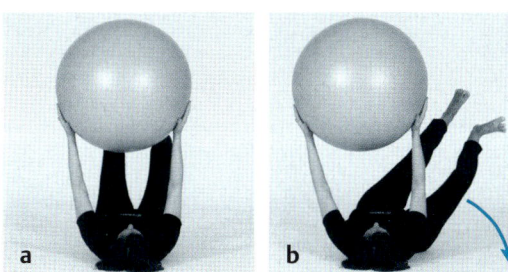

Abb. **2.67 a, b**

Übung 5

Ausgangslage 90/90/90° (Abb. **2.68 a**) wie in Abb. **2.65 b** aufgebaut. Die Rotationsbewegung vom Thorax aus machen (Abb. **2.68 b**).

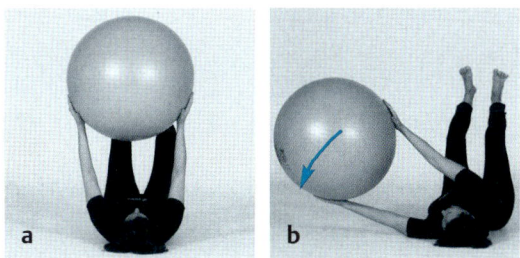

Abb. **2.68 a, b**

Übung 6

Ausgangslage 90/90/90° (Abb. **2.69 a**) wie in Abb. **2.65 b** aufgebaut. Die Rotationsbewegung gleichzeitig in die Gegenrichtung ausführen, Becken und LWS müssen neutral stabilisiert bleiben (Abb. **2.69 b**).

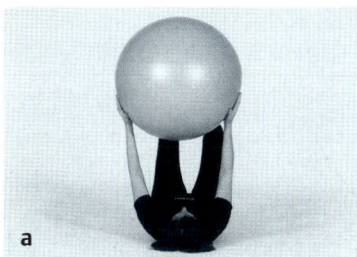
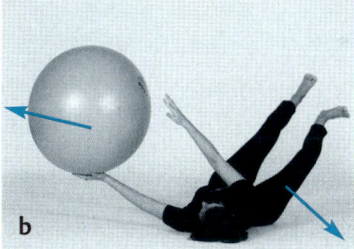

Abb. **2.69 a, b**

Übung 7

Ausgangslage 90/90/90° (Abb. **2.70 a**) wie in Abb. **2.65 b** aufgebaut. Abwechslungsweise mit absolut stabilisiertem Rumpf ein Bein vom Körper wegstrecken. Je tiefer das gestreckte Bein gesenkt wird, desto größer die Anforderung an die Stabilisation. Der Ball kann in unterschiedliche Richtungen bewegt werden, Becken und LWS müssen neutral stabilisiert bleiben (Abb. **2.70 b**).

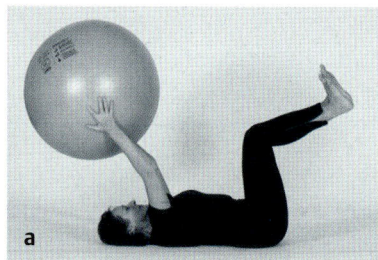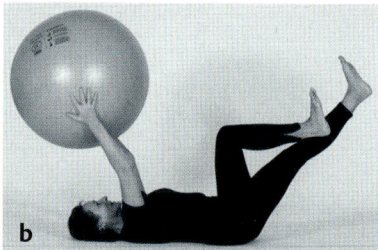

Abb. **2.70 a, b**

Übung 8

Aus der Ausgangslage 90/90/90° (Abb. **2.71 a**) den Ball zwischen die Beine nehmen (Abb. **2.71 b**). Den Ball vom Körper weg und an den Körper heran bewegen, das Becken und die LWS müssen absolut ruhig stabilisiert bleiben (Abb. **2.71 c**).

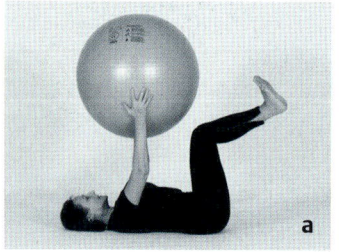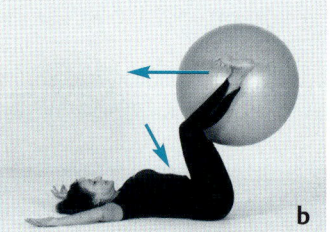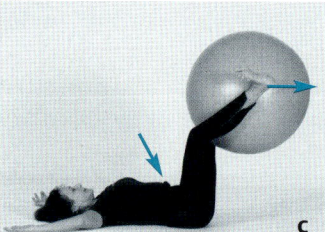

Abb. **2.71 a–c**

Bauchtraining aus der Extension

Bauchtraining aus der Streckung heraus für Bauchkräftigungsübungen in einem großen Bewegungsradius, ohne extreme Beugebelastung. Werden die Bauchübungen auf dem Ball aus der Extension (Streckung) heraus gearbeitet, ist ein größerer Bewegungsweg möglich, gleichzeitig wird die Belastung der Bandscheiben erheblich reduziert.

Crunch-Positionen werden nur empfohlen, wenn der Transversus innen gehalten werden kann und wenn keine Beckenbodenschwäche vorliegt.

Praxistipp:

Je nachdem, wo der Schwerpunkt auf dem Ball liegt, können die Übungen erschwert oder vereinfacht werden.

Übung 1

Zuerst eine bequeme Ausgangslage wählen (Abb. 2.72 a). Den Transversus nach innen ansteuern und abwechslungsweise einen Fuß wenig anheben (Abb. 2.72 b).

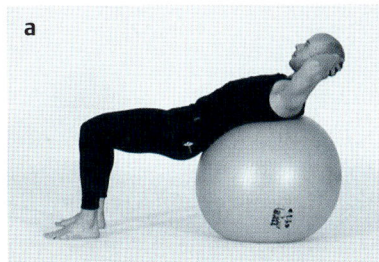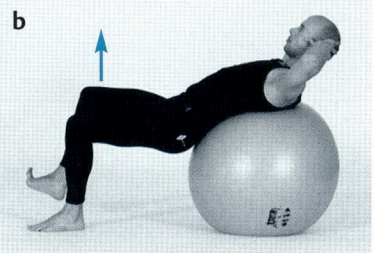

Abb. 2.72 a, b

Übung 2

Ausgangslage: stabilisierte Streckung, die Arme gehoben (Abb. 2.73 a). Thorax in eine kleine Crunch-Position heben, anschließend langsam den exzentrischen Weg in die Streckung ausführen (Abb. 2.73 b, c).

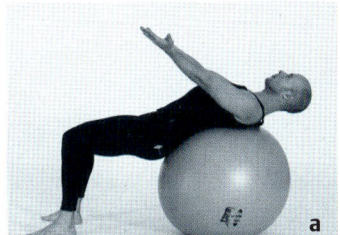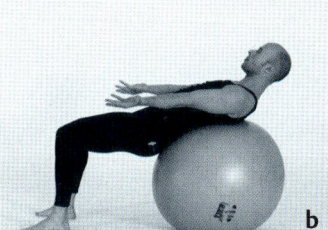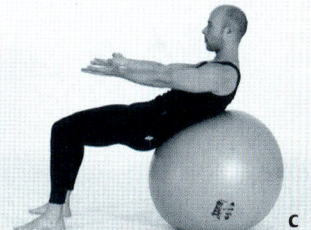

Abb. 2.73 a–c

Übung 3

Ausgangslage: stabilisierte Streckung, Hände hinter dem Kopf (Abb. 2.74 a). Thorax bis in die neutrale Position heben, bewusst tief atmen, mit der Ausatmung den Bauch nach innen ziehen, anschließend langsam den exzentrischen Weg in die Streckung ausführen (Abb. 2.74 b).

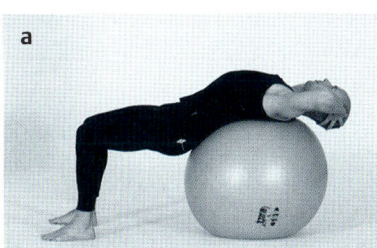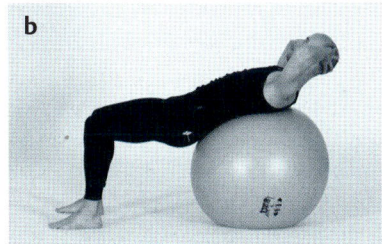

Abb. 2.74 a, b

Übung 4

Ausgangslage: stabilisierte Streckung (Abb. **2.75 a**). Thorax in eine kleine Crunch-Position heben, anschließend langsam den exzentrischen Weg in die Streckung ausführen (Abb. **2.75 b**).

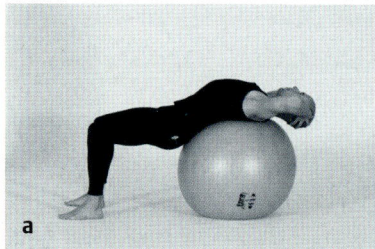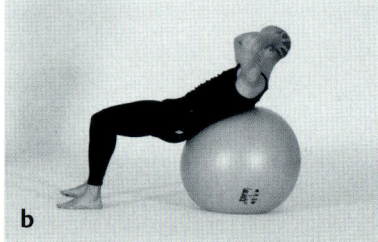

Abb. **2.75 a, b**

Höhere Anforderung

Aus der Crunch-Position (Abb. **2.76 a**) über die Führung der Arme (Abb. **2.76 b**) langsam und stabilisiert in eine große Streckung und wieder zurück (Abb. **2.76 c**).

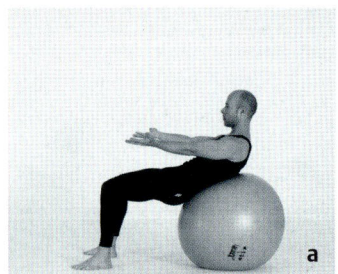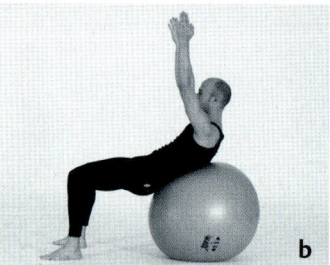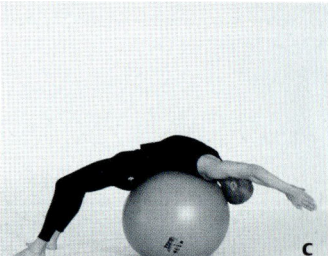

Abb. **2.76 a–c**

Mit zusätzlicher Rotation

Übung 1

Ausgangslage (Abb. **2.77 a, b**) wie in Übung 4 beschrieben. Einen kleinen diagonalen Crunch vornehmen und anschließend langsam den exzentrischen Weg in die Streckung ausführen (Abb. **2.77 c**).

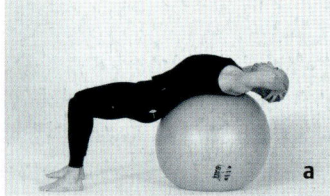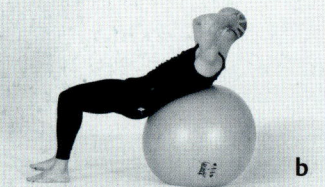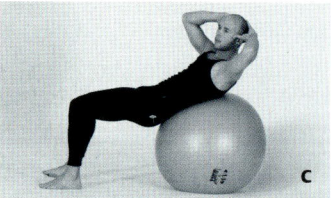

Abb. **2.77 a–c**

Übung 2

Aus der stabilisierten Extension (Abb. **2.78 a**) nach Neutral (Abb. **2.78 b**) und dann in eine Rotation, indem ein Arm nach oben gestreckt und der andere Arm nach unten bewegt wird. Mit dem umgekehrten Weg zurück in die Ausgangslage (Abb. **2.78 c**).

Je nachdem, wo der Körper aufliegt, kann die Übungsanforderung gesteigert werden.

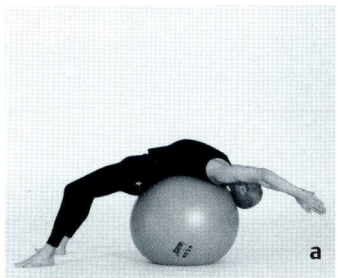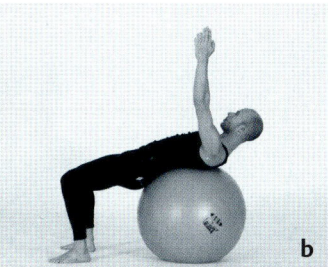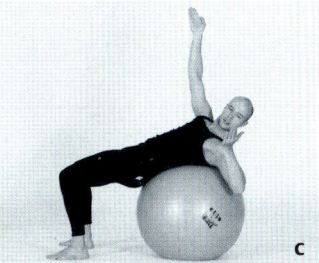

Abb. **2.78 a–c**

Übung 3

Aus der stabilisierten Ausgangslage (Abb. **2.79 a**) eine Rotation mit dem Thorax ausführen (Abb. **2.79 b**).

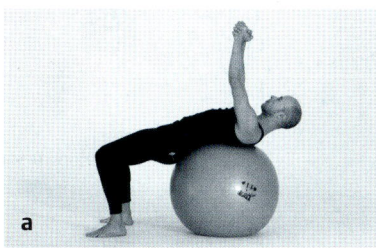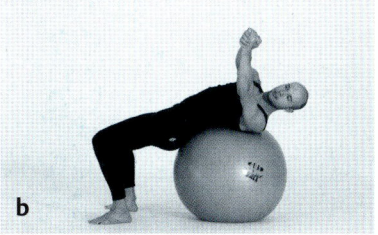

Abb. **2.79 a, b**

Höhere Anforderung

Der Körper liegt mit dem Schultergürtel auf dem Ball auf (Abb. **2.80 a**). Über den Schultergürtel abwechslungsweise auf eine Seite rollen (Abb. **2.80 b**).

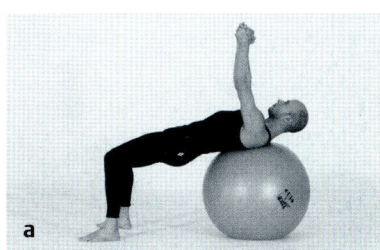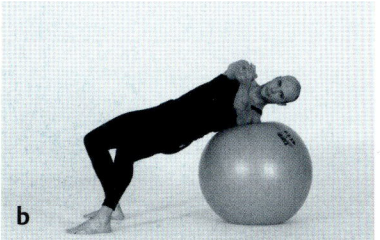

Abb. **2.80 a, b**

Rotationskontrolle

Ausgangsstellung auf dem Schultergürtel liegend (Abb. **2.81 a**). Den Thorax zur Seite schieben. Der Stab, der zur Bewegungskontrolle dient, soll seine parallele Position zum Boden aufrechterhalten (Abb. **2.81 b**).

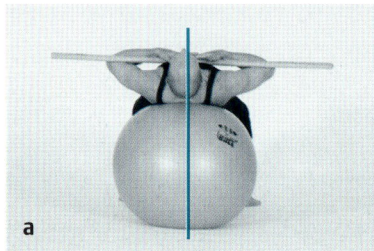 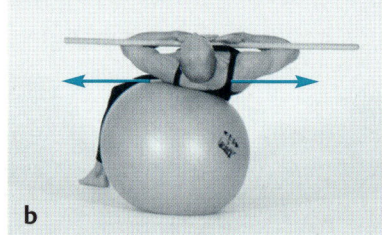

Abb. **2.81 a, b**

2.2.4 Rücken – Gesäß – Beine

Der Ball eignet sich ausgezeichnet, um die ganze Rückenkette zusammen mit den Stabilisatoren zu trainieren. Als Erstes muss auch hier die zentrale Stabilisation angesteuert und diese mit der Bewegungskontrolle kombiniert werden können. Um die geforderte Muskulatur vor den spezifischen Übungen zu „wecken", wird die Grundübung hier nochmals gezeigt.

Übung zur Kontrolle der zentralen Stabilisation und der Bewegungskontrolle

Übung 1

In der aufrechten Haltung die zentrale Stabilisation ansteuern (Abb. **2.82 a**). Diese Position halten und Neigungen in unterschiedlicher Tiefe ausführen (Abb. **2.82 b**).

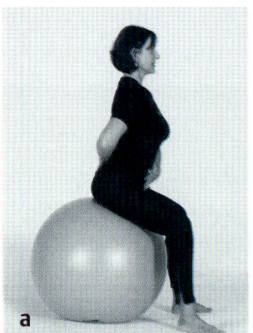 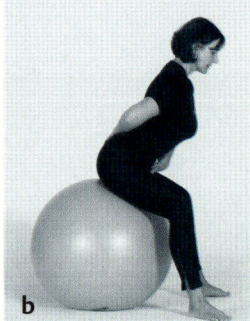

Abb. **2.82 a, b**

Übung 2

Ausgangslage: Streckung mit gehobenen Armen (Abb. **2.83 a**). In der Streckung bei stabilem Becken so viel Rotation wie möglich ausführen (Abb. **2.83 b**). Die weiterlaufende Bewegung des hinteren Armes in der Schulterachse einnehmen (Abb. **2.83 c**).

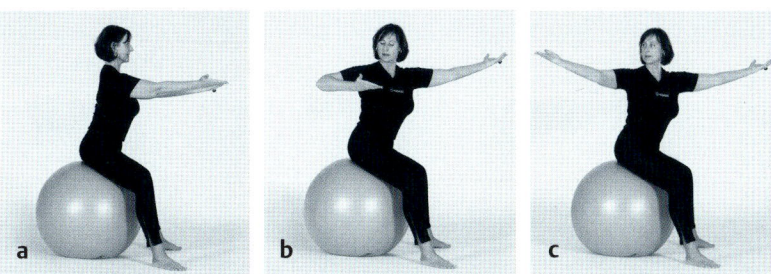

Abb. **2.83 a–c**

Übung 3

Ausgangslage: Streckung mit nach vorn gestreckten Armen in tieferer Neigung (Abb. **2.84 a**). In der Streckung bei stabilem Becken so viel Rotation wie möglich ausführen (Abb. **2.84 b**).

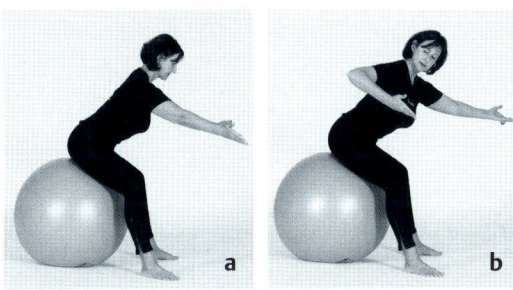

Abb. **2.84 a, b**

Übung 4

Ausgangslage: geneigte Streckung, die gestreckten Arme als langer Hebel genutzt (Abb. **2.85 a, b**). In der Streckung bei stabilem Becken so viel Rotation wie möglich ausführen (Abb. **2.85 c**).

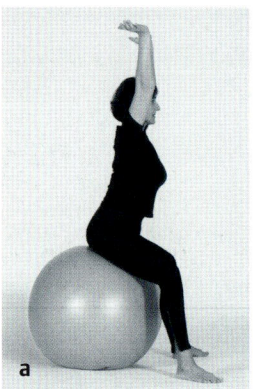 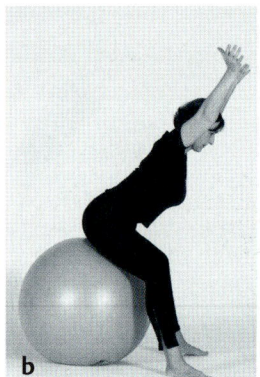 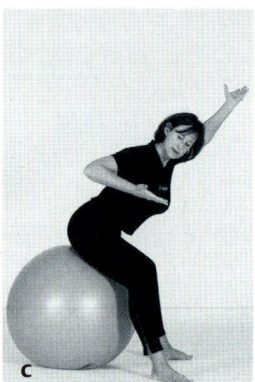

Abb. **2.85 a–c**

Extension

Bei allen Übungen soll im Voraus der Transversus nach innen angesteuert werden. Die Schulterblätter sollen replatziert und die Arme in der korrekten Schulterbewegungsachse geführt werden.

Übung 1

Aus der zentral stabilisierten Flexion (Abb. **2.86 a**) den Thorax in neutrale Position (Abb. **2.86 b**) und anschließend in die Streckung bringen (Abb. **2.86 c**).

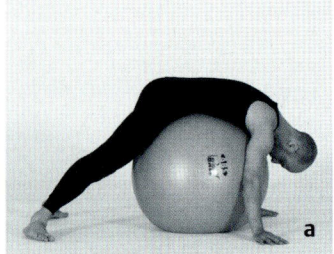 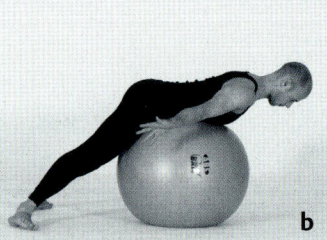 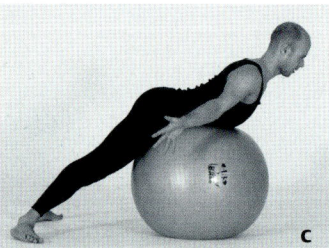

Abb. **2.86 a–c**

Übung 2

Die Streckung (Abb. **2.87 a**) wie in Übung 1 (Abb. **2.86 c**) beschrieben. Hände neben der Schulter platzieren (Abb. **2.87 b**). Arme strecken, die Armstreckung kann abwechslungsweise mit einem Arm oder mit beiden Armen gleichzeitig ausgeführt werden (Abb. **2.87 c**).

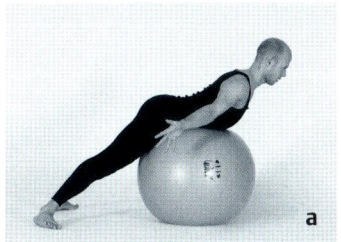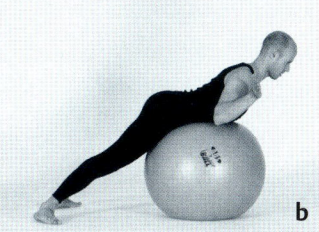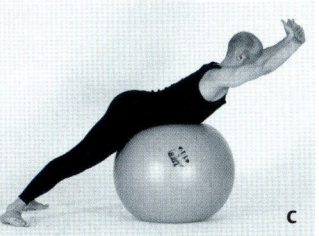

Abb. **2.87 a–c**

Übung 3

Aus der stabilisierten Streckung (Abb. **2.88 a**) die Rotation ausführen (Abb. **2.88 b**).

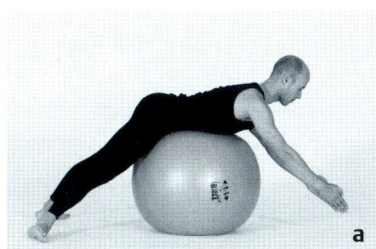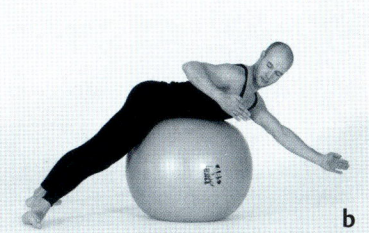

Abb. **2.88 a, b**

Übung 4

Übung 3 mit Zusatzgewicht. Das Gewicht der Stonies muss der Stabilisationskraft des Schultergürtels angepasst sein (Abb. **2.89 a, b**).

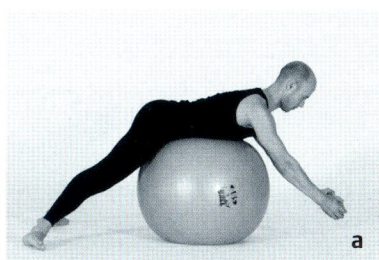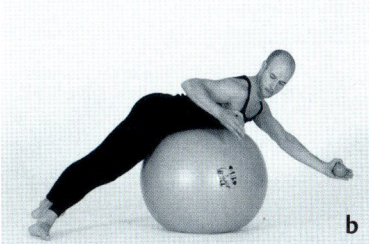

Abb. **2.89 a, b**

Übung 5

Übung 3 mit längerem Hebel (Abb. **2.90 a–c**).

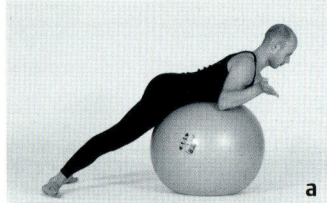 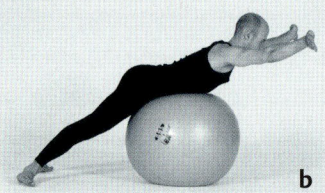 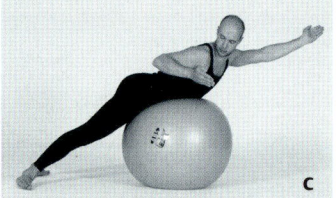

Abb. **2.90 a–c**

Übung 6

Übung 3 mit längerem Hebel und den Stonies als Zusatzgewicht. Das Gewicht der Stonies muss der Stabilisationskraft des Schultergürtels angepasst sein (Abb. **2.91 a–c**).

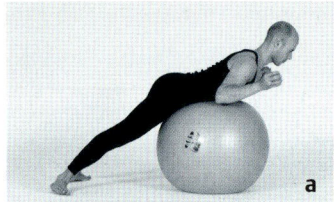 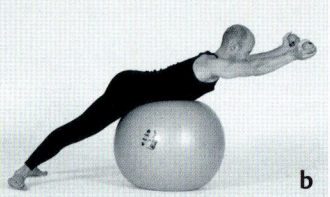 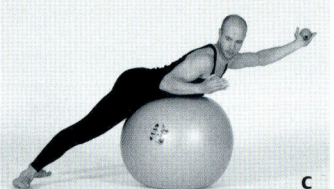

Abb. **2.91 a–c**

2.2.5 Schultern und Arme

Die Ballübungen für den Schultergürtel verlangen einerseits eine gute Rumpfstabilität und verbessern diese auch, andererseits wird der ganze Schultergürtel in funktionellen Muskelketten gekräftigt. Umso wichtiger ist hier die Haltungsansteuerung. Die Schulterblätter sind (außer die Übung verlangt etwas anderes) aktiv replatziert, das heißt Richtung kaudal gesenkt. Die Schulterblätter werden nicht nach hinten, sondern nur nach unten gezogen, dies führt zu einer leichten Außenrotation der Arme. Der Kopf steht in der Verlängerung der Körperlängsachse.

Der Schwerpunkt wird hier auf die Unterscheidung „Schulterblattbewegung oder Armbewegung" gelegt. Diese zwei Bewegungen willkürlich unterscheiden zu können, setzt ein hohes Bewegungsbewusstsein voraus. Schulter-Arm-Übungen sind anfangs üblicherweise nicht sehr beliebt, weil der ganze Schultergürtel abgeschwächt ist und die Teilnehmer viele Verspannungen und Unwohlsein im Schultergürtel und Hals-Nacken-Bereich mit ins Training bringen. Gerade für diese Teilnehmer eignen sich die Übungen ausgezeichnet.

Übung 1

Das Becken liegt auf dem Ball, der Rumpf ist in neutraler Position stabilisiert (Abb. **2.92 a**). Durch Senken und Heben des Thorax werden die Schulterblätter zusammen und auseinander gezogen. In den Armen findet keine Bewegung statt (Abb. **2.92 b**).

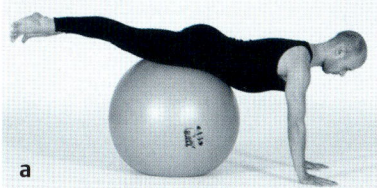 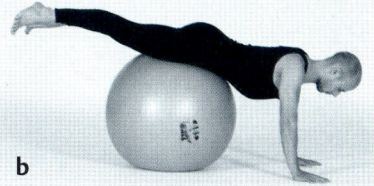

Abb. **2.92 a, b**

Übung 2

Das Becken liegt auf dem Ball, der Rumpf ist in neutraler Position stabilisiert (Abb. **2.93 a**). Liegestützartig den Thorax senken und heben, die Bewegung wird mit den Armen ausgeführt, die Schulterblätter bleiben stabilisiert gehalten (Abb. **2.93 b**).

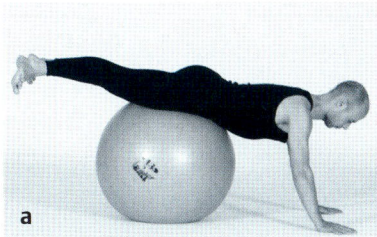 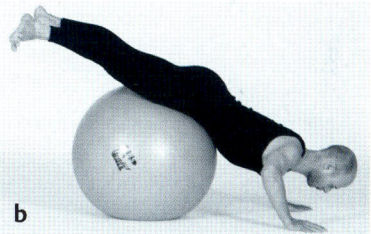

Abb. **2.93 a, b**

Die Übung kann schrittweise durch Veränderung der Auflagefläche bzw. durch einen längeren Hebel erschwert werden.

Übung 3

Die Oberschenkel, die Unterschenkel oder das Fußgelenk liegen auf dem Ball, der Rumpf ist in neutraler Position stabilisiert (Abb. **2.94 a**). Durch Senken und Heben des Thorax werden die Schulterblätter zusammen- und auseinandergezogen. In den Armen findet keine Bewegung statt (Abb. **2.94 b**).

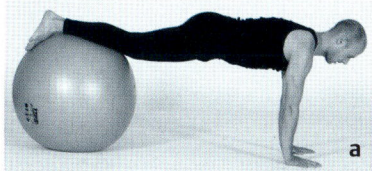 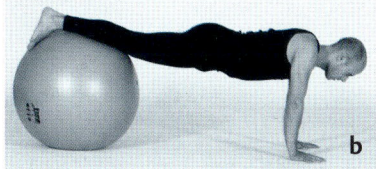

Abb. **2.94 a, b**

Übung 4

Die Oberschenkel, die Unterschenkel oder das Fußgelenk liegen auf dem Ball, der Rumpf ist in neutraler Position stabilisiert (Abb. **2.95 a**). Liegestützartig den Thorax senken und heben, die Bewegung wird mit den Armen ausgeführt, die Schulterblätter bleiben stabilisiert gehalten (Abb. **2.95 b**).

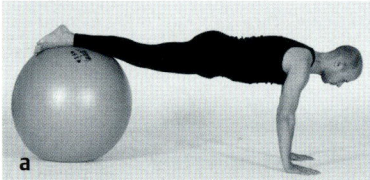 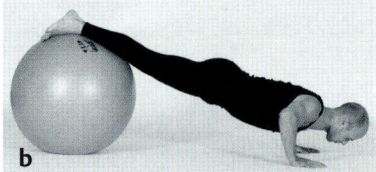

Abb. **2.95 a, b**

Unterarmstütz

Übung 1

Die Oberschenkel liegen auf dem Ball, der Rumpf ist stabilisiert, das Gewicht des Thorax liegt auf den Unterarmen (Abb. **2.96 a**). Durch Senken und Heben des Thorax werden die Schulterblätter zusammen- und auseinandergezogen (Abb. **2.96 b**).

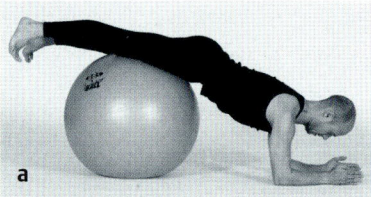 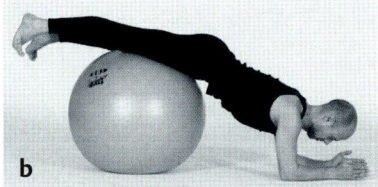

Abb. **2.96 a, b**

Die Übung kann schrittweise durch Veränderung der Auflagefläche bzw. durch einen längeren Hebel erschwert werden.

Übung 2

Die Unterschenkel oder das Fußgelenk liegen auf dem Ball, der Rumpf ist in neutraler Position stabilisiert, das Gewicht des Thorax liegt auf den Unterarmen (Abb. **2.97 a**). Durch Senken und Heben des Thorax werden die Schulterblätter zusammen- und auseinandergezogen (Abb. **2.97 b**).

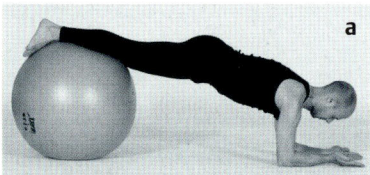 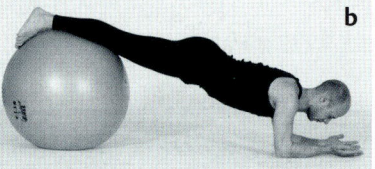

Abb. **2.97 a, b**

Erschweren der Übung durch die Gewichtsverlagerung auf einen Arm. Der Hebel, bedingt durch die Auflagefläche, kann die Anforderung der Übung zusätzlich erschweren oder erleichtern.

Übung 3

Ausgangsstellung wie oben beschrieben (Abb. 2.98 a). Abwechslungsweise das Körpergewicht auf eine Seite verlagern, den Thorax senken und heben (Abb. 2.98 b, c).

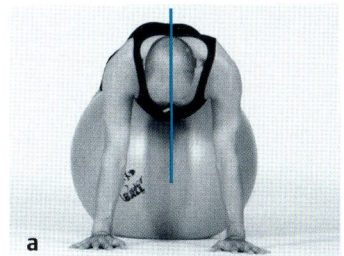 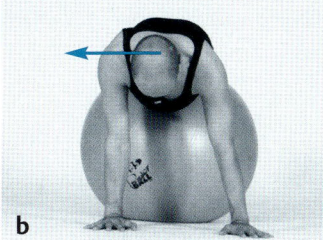 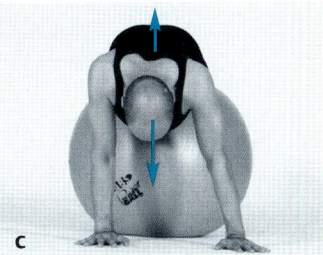

Abb. 2.98 a–c

Übung 4

Erhöhen der Anforderung, indem die aktive Seite eine zusätzliche labile Unterlage erhält (Abb. 2.99 a–c). Erhöhen der Anforderung durch Anheben der Beine (Abb. 2.99 d).

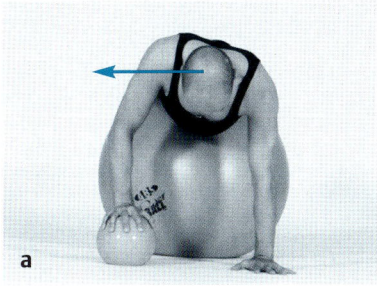 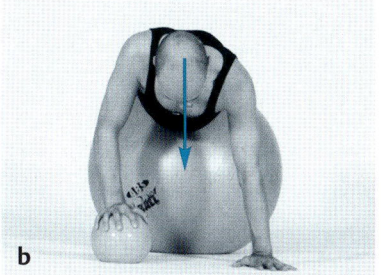

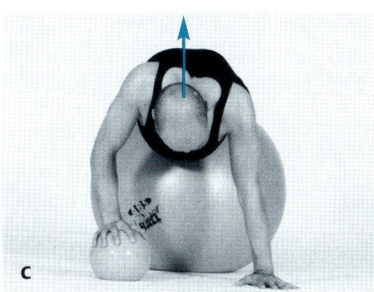 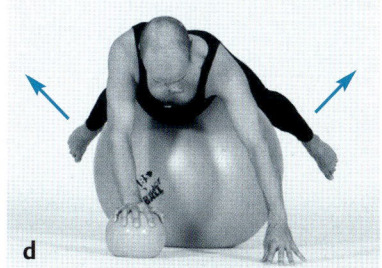

Abb. 2.99 a–d

Komplexübung

Aus der stabilen Körperhaltung, die Oberschenkel auf dem Ball aufgelegt, die Hände bleiben am Platz, den Ball an den Körper heranrollen bis eine „Päckli-Position" erreicht ist und anschließend zurück in die Extension strecken. Je mehr Kraft zur Verfügung steht, desto mehr Streckung ist möglich und erlaubt (Abb. **2.100 a–d**).

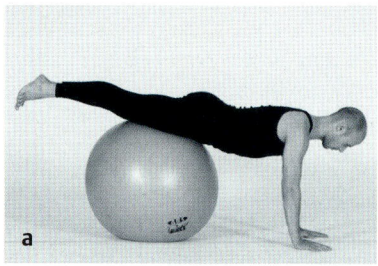
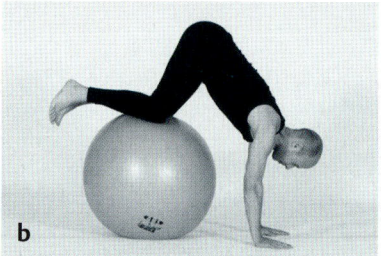

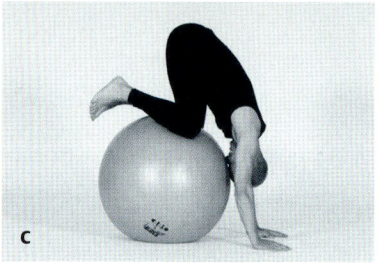
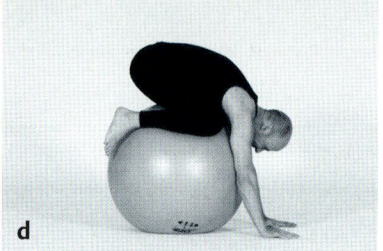

Abb. **2.100 a–d**

LITERATURVERZEICHNIS

Albrecht K: Körperhaltung. Gesunder Rücken durch richtiges Training. Stuttgart: Haug; 2006.

Bergmark A: Stability of the Lumbar Spine. Acta Orthop Scand Suppl. 1989; 230: 1–54.

Binkowski H, Huber G: Die Wirbelsäule. Köln: Echo; 1990.

Bochdansky Th et al.: Die Wirkung von Balancetraining versus Krafttraining auf die posturale Stabilität. In: Kongressband Sensomotorik und Rehabilitation 2001. Kongress Dresden, September 2001.

Bogduk N: Klinische Anatomie von Lendenwirbelsäule und Sakrum. Berlin: Springer; 2000.

Brügger A: Die Funktionskrankheiten des Bewegungsapparates. Kursunterlagen. Zürich: Brügger Institut; 1996.

Comerford M: Movement Dysfunction. A Focus on Dynamic Stability and Muscle Balance. Kursmanual. Southampton: Kinetic Control; 2001a.

Comerford M: Dynamic Stability and Muscle Balance of the Lumbar Spine and Trunk. Kursmanual. Southampton: Kinetic Control; 2001b.

Comerford M: Muscle Function and Stability Training for the Exercise Industry. Kursmanual. Southampton: Kinetic Control; 2001c.

Hamilton C: LWS-Instabilität – wie erkennen und behandeln? Abstract Svomp. 1998.

Hamilton C: Neue Perspektiven zu Wirbelsäuleninstabilitäten. Manuelle Therapie. 1997;1:17–24.

Hamilton C: Segmentale Stabilisation. Abstract Kongress SPV. 2001.

Hides J, Jull G, Richardson C, Hodges P: Lokale Gelenkstabilisation. Manuelle Therapie. 1997; 1: 9–15.

Hides JA, Richardson CA et al.: Ultrasound Imaging in Rehabilitation. Australian Journal of Physiotherapy. 1995; 41: 187–193.

Hotz A, Weineck J: Optimales Bewegungslernen. Erlangen: Perimed; 1988.

Klein-Vogelbach S: Funktionelle Bewegungslehre. Berlin: Springer; 2000.

Panjabi M: The Stabilizing System of the Spine. Journal of Spinal Disorder. 1992; 4: 383–389.

Schlumberger A, Eder K: Verletzungsprophylaxe durch Stabilisationstraining. Leistungssport. 2001; 5: 26–30.

Valerius PV, Frank A, Kolster BC, Hirsch MC, Hamilton C, Lafont EA: Das Muskelbuch. Funktionelle Darstellung der Muskeln des Bewegungsapparates. Stuttgart: Hippokrates; 2002.

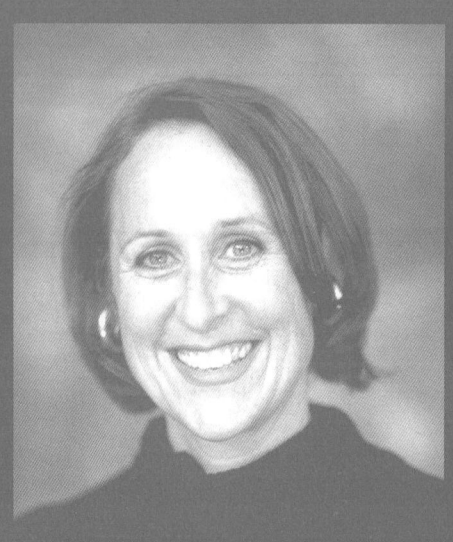

star –
school for training and recreation

wo Ausbildung
Freude macht und
Karin Albrecht
persönlich unterrichtet.

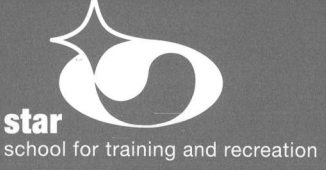

star – school for training and recreation • Tel. +41 (0)44 383 55 77 •
Postadresse: Postfach 1082, 8034 Zürich • info@star-education.ch • www.star-education.ch